月経前不快気分障害（PMDD）

エビデンスとエクスペリエンス

山田和男

星和書店

Premenstrual Dysphoric Disorder (PMDD)

Evidence and Experience

Kazuo YAMADA, M.D.,PhD.

目次　iii

目　次

第0章　月経前不快気分障害（PMDD）
**　　　　〜月経の前だけうつ病になってしまう女性たち〜**　1
1. はじめに　3
2. 月経前の抑うつ　4
3. 独立した疾患としてのPMDD　5

第1章　PMDDとは　7
1. PMDDの特徴・症状　9
　　(1) PMDDを一言で表現すると……　9
　　(2) PMDDの精神症状　11
　　(3) PMDDの身体症状　12
　　(4) PMSとの鑑別　12
2. PMDDの歴史　13
3. PMDDの疫学　14
　　(1) 発病時期　14
　　(2) 有病率　14
　　(3) 発病のリスク因子，遺伝など　15
4. PMDDの原因（仮説）　15

第2章　PMDDの診断　21
1. DSM-5の診断基準　23
2. DSM-Ⅲ-RやDSM-Ⅳ（DSM-Ⅳ-TR）における扱い　26
　　(1) 黄体期後期の不機嫌性障害（DSM-Ⅲ-R）　26
　　(2) DSM-Ⅳ（DSM-Ⅳ-TR）のPMDDの研究用基準案　27
　　(3) DSM-5の診断基準とDSM-Ⅳ-TRの研究用基準案との比較　27
3. ICD-10における扱い　32

第3章　PMDDの鑑別診断　35

1. PMDDとの鑑別を要する状態（総論）　37

2. 月経前症候群（PMS）　37

（1）PMSの診断とPMDDとの鑑別　39

（2）PMSの治療　39

　1）選択的セロトニン再取り込み阻害薬（SSRI）　40

　2）低用量ピル（経口避妊薬）　40

　3）その他の対症療法薬　41

　4）漢方薬　41

3. 精神疾患の月経前の増悪　45

（1）持続性抑うつ障害（気分変調症）　45

（2）うつ病，双極性障害　46

（3）境界性パーソナリティ障害　46

（4）その他の精神疾患　47

第4章　PMDDの治療・1
〜PMDDの治療に関するエビデンス〜　49

1. PMDDの治療に関するエビデンス　51

2. 薬剤群ごとのエビデンス　51

（1）選択的セロトニン再取り込み阻害薬（SSRI）　51

（2）セロトニン・ノルアドレナリン再取り込み阻害薬（SNRI）　52

（3）三環系抗うつ薬　52

（4）その他の抗うつ薬　52

（5）ベンゾジアゼピン系薬剤　53

（6）低用量ピル（経口避妊薬）　53

（7）その他の薬剤　53

（8）非薬物療法　54

3. エビデンス・レベルごとにみた分類　55

（1）大規模（各群100症例以上）のプラセボ対照RCTによる報告　55

（2）中規模（各群50症例以上）のプラセボ対照RCTによる報告　55

（3）小規模（各群50症例未満）のプラセボ対照RCTによる報告　55

（4）プラセボ以外を対照薬としたRCTによる報告　58

（5）症例集積報告（わが国で利用可能な薬剤のみ）　58

4．エビデンスからみたPMDDの治療法　58

第5章　PMDDの治療・2
〜文献レビューと治療ガイドライン〜　63

1．系統的レビューとメタ解析の結果　65

2．PMDDの治療ガイドライン　66

（1）PMDDの治療ガイドラインの作成　66

（2）方法と結果　66

（3）治療薬剤別の有効性と安全性の検討　67

（4）各薬剤群の推奨レベル　67

（5）わが国の実情にあったエビデンスに基づいたPMDDの薬物治療ガイドラインの作成　69

（6）まとめ　72

第6章　PMDDの治療・3
〜間欠療法と継続療法〜　75

1．"間欠療法" という治療法　77

2．治療のエビデンス　77

（1）間欠療法の有効性は，継続療法と同等であるという報告　78

（2）間欠療法の有効性は，継続療法に劣るという報告　78

3．間欠療法と継続療法の使い分け　78

4．症状出現日服用療法について　79

5．筆者の治療経験より　80

第7章　PMDDの治療・4
〜いつまで治療すべきか？〜　85
1. 治療期間に関するエビデンス　87
2. 筆者の治療経験より　88

第8章　PMDDは誰が診るべきか？　93
1. DSM-5に取り上げられたということは……　95
2. 鑑別診断の問題　96
3. PMDDは，やはり精神科医が診るべき疾患である　99

あとがき　101

第 0 章

月経前不快気分障害（PMDD）

～月経の前だけうつ病になってしまう女性たち～

月経前不快気分障害（PMDD）とは
月経の前だけうつ病になってしまう精神疾患である

1. はじめに

「月経の前だけうつ病になってしまう女性たち」。

　平成20年（2008年）7月，筆者は講談社の女性編集者のすすめで，一般向けにこのタイトルの書籍[1]――売れ行きは今ひとつであったため，現在では絶版となっている――を世に出した。当時はまだ，一般には――そして精神科医にすら――あまり知られていなかった"月経前不快気分障害（premenstrual dysphoric disorder：PMDD）"という疾患を啓蒙する目的で……。しかし，出版から約8年目の現在，「筆者の努力の甲斐もあって，PMDDは世の誰もが知る病気」……とはなっていないのは，周知の事実である。

　その間のわが国におけるPMDD関連の出来事としては，厚生労働省精神・神経疾患研究委託費「気分障害の治療システムの開発と検証に関する研究」の研究成果として，わが国の実情にあった「エビデンスに基づいた月経前不快気分障害（PMDD）の薬物治療ガイドライン」が作成された（2011年[2]，改訂版は2013年[3]）ぐらいである。

　米国では――というより国際的には――，PMDDが，『精神疾患の診断・統計マニュアル第5版（DSM-5）』（2013年）[4]において独立した疾患として"抑うつ障害群"のカテゴリーに分類され，抑うつ障害群の下位診断名の1つとして，本文中に診断基準が記載されるようになった。

　ネット上では――筆者がgoogle検索をしたところ――，PMDDに関してエビデンスの欠片もないような怪しげ，かつ高額の金額を要求するサイトが上位を占める――悲しいかな，拙著は上位に食い込めず――。

　このような状況の中，正しくかつ最新のPMDDの知識について概説すべく，本書を執筆することとなった。これまでにも筆者は，専門誌や一般誌にPMDDに関する多くの総説を書いてきたし，治療ガイドラインの作成にも関与してきた。本書は，これらの総説の集大成というわけではないが，現時点までに知られているPMDDに関するさまざまな知識――歴史，

標準的な診断方法，鑑別診断，治療法，ガイドラインなど——について，エビデンスと筆者の経験とを織り交ぜて記した内容となっている。

2. 月経前の抑うつ

筆者を含めた男性にとっては想像することすら困難であるが，月経前の女性では，さまざまな精神・身体症状を認めることが多い。

月経前に認められることが多い精神症状としては，イライラ，漠然とした不安感，情緒不安定，抑うつ，集中力や判断力の低下などがあげられる。身体症状としては，頭痛，腰痛や下腹部の疼痛，食欲の亢進——甘いものが無性に食べたくなる——，食欲不振や嘔気，過眠や強度の眠気，疲労・倦怠感，のぼせ・発汗，乳房の疼痛や膨張感，浮腫，痤瘡が多くなることなどがあげられる。これらの症状を総称して，"月経前症候群（premenstrual syndrome：PMS）"という。

PMSの症状は，多くは月経の前日や3 ～ 4日前に始まることが多いが，一部では排卵日——おおむね月経の14日前——頃から始まることもある。しかし，これらの症状は，月経が始まると数日以内に消失する。そして，次の月経の前には，再び同様の症状を呈するという特徴をもつ。PMSの女性は実に多く，生殖可能年齢の女性（月経のある女性）の20 ～ 50%にみられるとされているが，軽症の者も含めると，生殖可能年齢の女性の80%におよぶという報告もある。すなわち，生殖可能年齢の女性であれば，月経前に身体や精神の変化を何も認めない者の方が少ない。

ところで，月経前の抑うつは，PMSの一症状として高頻度に認められる症状である。PMSでみられる抑うつは，通常は軽症であり，特に治療を行わなくとも，日常生活に支障をきたすことなく，月経の開始とともに速やかに消失することが多い。PMSの症状として抑うつを認める患者の割合は不明である。しかし，筆者の私見では，PMSを呈している女性のほとんどが，程度の差こそあれ，抑うつ症状を経験しているようである。

ところが，一部の女性——生殖可能年齢の女性の約3 ～ 8%——では，

第0章　月経前不快気分障害（PMDD）　5

月経前の抑うつがうつ病に匹敵するほどに重症化し，日常生活に支障をきたすことがある。このような場合には，PMDDと診断される。

3.　独立した疾患としてのPMDD

　近年，PMDDは，PMSとは別個の疾患として扱われるようになった。例えば，米国精神医学会の『精神疾患の診断・統計マニュアル第4版（DSM-Ⅳ）』（1994年）[5]では，PMDDは"特定不能のうつ病性障害"の1つに分類されている。さらに，DSM-5（2013年）[4]では，独立した疾患として"抑うつ障害群"のカテゴリーに分類され，抑うつ障害群の下位診断名の1つとして，本文中に診断基準が記載されるようになったことは前述の通りである。

　以上のように，国外――特に欧米諸国――に目を向ければ，PMDDは，精神科医にとってはありふれた疾患であるという認識が，既にされているようである。また，一般人における認知度も，かなり上昇しているようである。米国や欧州では，既に複数の薬剤が，PMDDの適応症を取得している――Sarafem®のように，適応症がPMDDのみといった薬剤も存在する――。

　しかし，わが国の精神科医にとっては，PMDDはいまだにあまりなじみのない精神疾患に留まっているためであろうが，「PMDDなど診たことがない」と公言する精神科医も少なからずいる。いまだにPMDDをPMSと混同している臨床医が多い。また，PMDDの適切な治療法について熟知している精神科医も少ないと思われる。

　そこで以下の本書では，PMDDに関する基礎知識――歴史，疫学，原因（仮説）など――，PMDDの診断，PMDDの鑑別診断，PMDDの治療，「PMDDは誰が診るべきか？」などについて説明していきたい。

文　献

1）山田和男：月経の前だけうつ病になってしまう女性たち．講談社，東京，2008.

2）山田和男，神庭重信：エビデンスに基づいた月経前不快気分障害（PMDD）の薬物治療ガイドライン．臨床精神医学，40：217-226, 2011.

3）山田和男，神庭重信：エビデンスに基づいた月経前不快気分障害（PMDD）の薬物治療ガイドライン（2013年改訂版）．神庭重信編：エビデンスレビュー2013 難治性気分障害の治療．アークメディア，東京，p.130-141, 2013.

4）American Psychiatric Association: Diagnostic Statistical Manual of Mental Disorders, Fifth Edition; DSM-5. American Psychiatric Press, Washington DC, 2013.

5）American Psychiatric Association: Diagnostic Statistical Manual of Mental Disorders, Fourth Edition; DSM-IV. American Psychiatric Press, Washington DC, 1994.

第 1 章

PMDD とは

PMDD を一言で表現すると

「月経の前ごとに（非定型）うつ病を呈する疾患」である

1. PMDD の特徴・症状

（1）PMDD を一言で表現すると……

　PMDD を一言で表現すると，「月経の前ごとに（非定型）うつ病を呈する疾患」である[1]。

　PMDD の患者は，月経前以外の時期には，PMDD ではない他の女性と同様の質の高い生活ができるが，月経前の数日から 2 週間にわたり，抑うつエピソード患者と同様の重篤な精神症状が出現することにより，仕事（職場），学校，家庭などでの日常生活や人間関係に，大きな支障をきたしている。後述するが，PMDD でみられる抑うつ症状は，そのほとんどが，通常のメランコリアの特徴を伴ううつ病とは異なり，過食や睡眠過多などの，非定型の特徴を伴うものであることが特徴である。

　ただし，これらの PMDD の症状は，月経が始まるとともに，すべてが速やかに改善し，月経の後の 1 週間は，ほぼ完全に症状が消失していることが特徴である。そして，次の月経前にも，同様の PMDD の諸症状を呈する。これらのサイクルが——適切な治療を行わなければ——1 年以上にわたって続く疾患が PMDD である。

　図 1 は，PMDD の諸症状の出現時期を示したイメージ図である。PMDD の症状は，多くの患者では，図 1-1 のように月経の 7 〜 10 日前頃より出現し，その後は月経日に向かって徐々に悪化してゆく。しかし，月経の発来とともに，これらの症状は速やかに消失する。通常は，月経初日または 2 日目には，PMDD の症状はほぼ認めないが，一部の患者では，月経 3 〜 4 日目あたりまで軽度の症状を認める——月経痛の影響もあるとは思われる——ことがある。また，筆者の経験では，排卵日付近にも抑うつ症状の出現を認める患者もいる。このような患者は，排卵日を過ぎるといったんは症状が軽快するものの，月経の 7 〜 10 日前頃より再び抑うつの悪化を認める場合（図 1-2）と，排卵日以降，抑うつが月経初日まで継

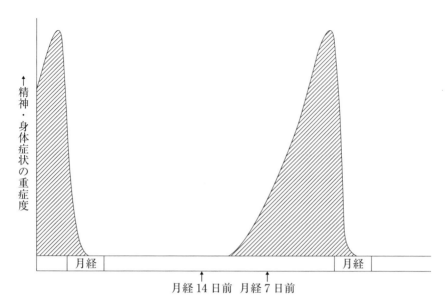

図1-1　PMDDの出現時期のパターン・①

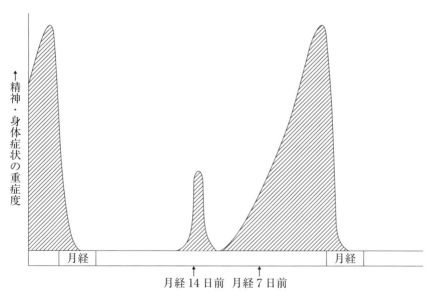

図1-2　PMDDの出現時期のパターン・②

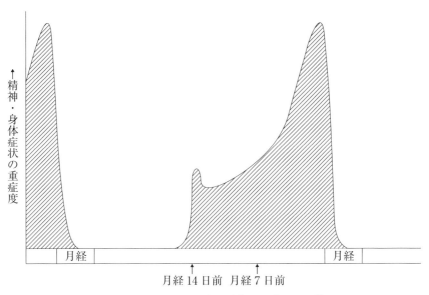

図 1-3　PMDD の出現時期のパターン・③

続する場合（図1-3）──こちらは少数派である──の2つのパターンがあるようである。

　なお，月経前に認める PMDD の症状は，精神症状と身体症状に大別される[1]。

(2) PMDD の精神症状

　PMDD の精神症状では，病的なレベルの抑うつや不安などが問題となる。最も特徴的な精神症状は，著しい抑うつ気分である。空虚感を強く感じ，「気分が憂うつである」，「何もかもがつまらない」などと訴えることが多い。また，絶望的な気持ちや，「自分は周りの人間と比べて劣っている」，「自分はくだらない人間である」といった自己卑下の観念におそわれることもある。通常は，著しい病的不安も出現し，強い緊張感やイライラ感も自覚する。感情面では，情緒が著しく不安定になり，悲しくなるような場面ではないにもかかわらず，突然，悲しくなったり，ふだんより涙もろく

なったりする。他人から，少し否定的なことを言われただけでも敏感に反応して，泣きわめいたりするようになることもある。また，怒りっぽくなり，些細なことで他人と口論をしたりすることが多くなる。感情のコントロールが不能になってしまったと感じることもある。さらに，集中力低下，気力の低下，易疲労感も認める。精神運動制止が強くなり，社会生活上も能率が低下し，仕事や家事ができなくなることもある。

（3）PMDDの身体症状

PMDDでよく認められる身体の症状は，睡眠の障害と食欲の異常である。睡眠の障害は，昼夜を問わず，1日じゅう眠くて仕方がないといった"過眠（睡眠過多）"が出現する。一部のPMDDの患者では，不眠になることもある。昼間は過眠を，夜間は不眠を，それぞれ認めることもある。食欲は，一般的には過食となる。異常に食欲が出たり，間食——甘いものや炭水化物のみを欲することが多い——が増えたりすることにより，体重増加を認めることもある。一部のPMDDの患者では，食欲不振を認めることもある。その他の身体症状としては，乳房の疼痛や膨満感，頭痛——DSM-5[2]の診断基準からは除外されてしまったが，月経前に頭痛を認めるPMDD患者は多い——，関節痛，筋肉痛，腹痛，下腹部の疼痛や膨満感，便秘や下痢，冷えやのぼせ，浮腫，"膨らんでいる"感覚などがみられることがある。

（4）PMSとの鑑別

PMDDと重症のPMSとの鑑別は，月経前の症状によって「臨床的に意味のある苦痛をもたらしたり，仕事，学校，通常の社会活動または他者との関係を妨げたりする（例：社会活動の回避；仕事，学校，または家庭における生産性や能率の低下）」のか否かによって判断する。すなわち，月経前に「仕事を休んでしまう」，「家事の能率が極端に落ちる」，「他人との口論や人間関係上のトラブルが多くなる」など，日常生活に支障をきたしている場合には，PMSではなく，PMDDである可能性が高いといえよう。

2. PMDD の歴史

PMDD という概念は，おそらく 1980 年代以前にはなかったものと考えられる。しかし，PMS——後述するように，この概念も実は新しいものである——の中に，重症例があるという程度の認識はあったようである。

歴史的には，1931 年に Frank R. が，黄体期後期（月経前の約 1 週間）に出現する症状のために日常の社会生活に支障をきたしている 15 例を"月経前緊張症（premenstrual tension）"として報告した[3]のが始まりである。Frank が報告した症例のうちの多くは，現在の診断では PMS であったと考えられているが，一部に PMDD の患者が含まれていた可能性がある。ちなみに，PMS という名称は，1953 年に Greene と Dalton によって初めて用いられた[4]。それ以降は，世界的には PMS という名称の方が一般的となったが，わが国では，いまだに"月経前緊張症"という言葉を使っている医師やマス・メディアが多いようである[5]。

DSM-Ⅲ-R（1987 年）において初めて，DSM-Ⅲ（1980 年）に入れるように提案されていた診断として，"黄体期後期の不機嫌性障害（late luteal phase dysphoric disorder：LLPDD）"という診断名と診断基準が，巻末の"付録 A"の"提案中の診断カテゴリーで今後の研究を要するもの"として掲載された。LLPDD は，気分障害のカテゴリーには含まれておらず，"特定不能の精神障害"の 1 つとして分類されていた。DSM-Ⅲ-R の LLPDD の診断基準は，"圧倒される，または制御不能という自覚"という項目がないことを除けば，言い回しなどに若干の相違はあるものの，DSM-Ⅳ（DSM-Ⅳ-TR）の PMDD の研究用基準案とほぼ同じである。

DSM-Ⅳ（1994 年）以降は PMDD と改称し，現在に至っているが，DSM-Ⅳ（DSM-Ⅳ-TR）で初めて，気分障害のカテゴリーに分類された。しかし，DSM-Ⅳ（DSM-Ⅳ-TR）では，"特定不能のうつ病性障害"の 1 つに分類されており，診断基準にあたる研究用基準案は，巻末の"付録 B"の"今後の研究のための基準案と軸"に掲載されているに過ぎなかっ

た。

DSM-5（2013年）になって初めて，抑うつ障害群のカテゴリーに分類され，抑うつ障害群の下位疾患の1つ，すなわち独立した疾患として，本文中に診断基準が記載されるようになった[2]。

3．PMDDの疫学

（1）発病時期

PMDDの発病時期には個人差があるが，おおむね20歳代で始まることが多い。筆者の経験でも，多くのPMDDの患者が，20歳代に発病している。後述するが，さまざまなライフイベントを契機に，発病することが多いような印象を持っている。未治療であれば，妊娠中や授乳中——この期間は月経が休止している——を除けば，通常は閉経するまで，月経の前ごとにPMDDの症状が繰り返し出現することが多いとされている。

DSM-5[2]によれば，PMDDの発病時期は，初潮以降であればいかなる時点でもありうるが，40カ月の追跡期間における新規症例の発症率は2.5％——95％信頼区間は1.7～3.7％——であるという。症状は，通常は閉経まで続くとされているが，閉経に近づくにつれて症状が増悪したことを報告する患者も多い。閉経後は，症状は消失するが，周期的ホルモン代替療法（ホルモン補充療法）が，症状再発の引き金になりうるとされている。

（2）有病率

各国に行われた疫学調査の結果によると，PMDDは生殖可能年齢の女性の3～8％に認めるとされている[1]。

DSM-5[2]によれば，月経のある女性におけるPMDDの12カ月有病率は1.8～5.8％であるという。ただし，前方視的な評価に比べて，後方視的な評価では，有病率の推定値が相当に上がることや，最も重篤な症状がある患者では評定の手順を続けられない可能性があるために，1～2カ月間の

毎日の症状記録に基づく推定有病率が，実際よりも低い値になっている可能性もあると指摘している。PMDDの最も厳密な推定有病率の値としては，症状は基準を満たしているが機能の障害を伴わない女性が1.8％，症状が基準を満たし，機能の障害を伴っているが，他の精神疾患による併存症状が認められない女性は1.3％であるという。

　わが国の調査結果としては，20〜49歳の日本人女性の1.2％がDSM-ⅣのPMDDの研究用基準案を満たすという報告[6]や，日本の女子高校生の3.2％がDSM-ⅣのPMDDの研究用基準案を満たすという報告[7]などが知られている。

（3）発病のリスク因子，遺伝など

　PMDDの発病前には，何らかのライフイベントがあることが多い——むろん，発病前にライフイベントを認めない例もあるが——。筆者の経験でも，入学，独居，就職，転勤，転職，転居，結婚，離婚，出産，介護，親との死別などのさまざまなライフイベントを契機に，PMDDを発病する女性は多い。

　DSM-5[2]は，ストレス，対人関係での外傷体験，季節の変化，および一般的な女性の行動に関する社会文化的側面，とりわけ女性の社会的役割に関するものを，PMDDの発現に関連した環境因子として挙げている。

　PMDDの遺伝率は知られていないが，DSM-5[2]によれば30〜80％と推計されている。また，経口避妊薬を使用している女性では，使用していない女性と比較して，月経前の症状が出現しにくいようである。

4．PMDDの原因（仮説）

　PMDDの原因は，現在のところ不明である。症状が黄体期の後半にのみ反復して認められることより，プロゲステロン（黄体ホルモン）が関与していると考えられている。しかし，PMDD患者の血中プロゲステロン濃度にはほとんど異常を認めないことより，黄体ホルモンのみでは発症機

表1　これまでに考えられてきた PMDD の原因（仮説）

- ●プロゲステロン欠乏説
- ●エストロゲン過剰説
- ●プロゲステロン／エストロゲン比異常説
- ●プロゲステロン代謝異常説
- ●テストステロン過剰説
- ●ビタミン B6 低下または欠乏説
- ●プロスタグランディン E2 欠乏説
- ●プロラクチン過剰説
- ●βエンドルフィン欠乏説
- ●メラトニン過剰説
- ●神経伝達物質異常説
  - ・セロトニン系の異常
  - ・アドレナリン系の異常
  - ・GABA 系の異常

（文献5より，一部改変）

序を説明することは不可能である。それゆえ，これまでにも表1に示すように，さまざまな仮説が挙げられてきた[5]。なお，PMDD に対する脳画像研究は少ないが，PMDD 患者では背外側前頭前野に機能異常を認めるという，陽電子放出断層撮影（PET）と機能的核磁気共鳴画像（fMRI）を用いた報告[8]が知られている。

　現在では，おそらくは以下のような機序によって，PMDD の症状が出現していると考えられている。

　まず，黄体期になると，プロゲステロンの産生が増加する。脳内には，さまざまなステロイドホルモンの受容体が存在することが知られているが，プロゲステロンやその代謝産物のアロプレグナノロンの受容体もある。脳内の受容体にプロゲステロンやアロプレグナノロンが結合すると，何らかの機序——残念ながらこの部分はブラックボックスなのであるが——によってセロトニン系神経の機能が低下し，シナプス間隙におけるセロトニンの濃度が低下する（図2）。シナプス間隙のセロトニンの枯渇によって，うつ病と同様の症状が出現するという説である。月経が発来し，プロゲステロンやアロプレグナノロンの濃度が低下すると，受容体からこれらのステロイドホルモンが遊離するため，セロトニン系神経の機能が正常化し，

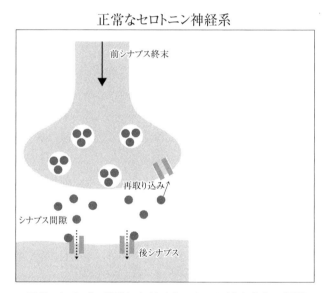

図2 シナプス間隙におけるセロトニン濃度変化の仮説

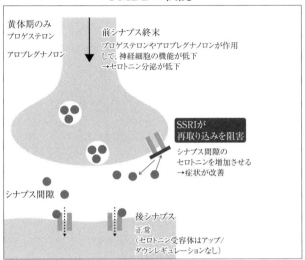

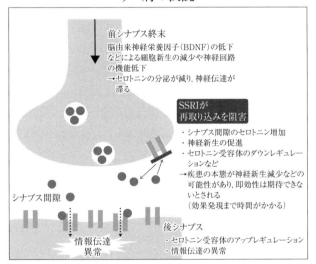

図2（続き） シナプス間隙におけるセロトニン濃度変化の仮説

抑うつ症状も速やかに改善する。

　うつ病との大きな違いは，後シナプス以降の変化の有無にあると考えられている。すなわち，うつ病では，シナプス間隙におけるセロトニン濃度が低下しているのみならず，後シナプスのセロトニン受容体のアップレギュレーションやその後の神経伝達の異常——脳由来神経栄養因子（BDNF）も含めて——をきたしているのに対して，PMDDでは，シナプス間隙のセロトニン濃度は低下しているものの，後シナプスの機能は正常である（図2）。うつ病の患者では，選択的セロトニン再取り込み阻害薬（selective serotonin reuptake inhibitor：SSRI）などの抗うつ薬の投与により，シナプス間隙のセロトニン濃度は速やかに上昇するものの，後シナプスの機能の正常化までにはさらなる時間を要する。それゆえ，うつ病の改善には，後シナプスの機能が正常化するまでの，ある一定期間以上の抗うつ薬の服用を要するとされている。一方，PMDDの患者は，SSRIの服用後まもなくして，PMDDの症状が速やかに改善する。これは，PMDDでは，シナプス間隙のセロトニンの枯渇のみが起きており，後シナプスの機能は正常であるためであろうと考えられている。

　以上の仮説は，筆者の臨床経験とも矛盾しない。SSRIへの反応の速さ——だからこそ，間欠療法（第6章，→75ページ）が可能となる——からも，月経後は速やかにPMDDの諸症状が消失することからも，上記の説は正解である可能性が高いと考えている。ただし，「月経のある女性は皆，黄体期にはプロゲステロンやアロプレグナノロンが増加しているにもかかわらず，なぜ一部の女性のみにセロトニン系神経の機能低下が起こるのか？」という問いに対してだけは，良い解答がない。この分野における今後の報告を待ちたい。

文　献

1）山田和男：月経前不快気分障害．久保田俊郎，松島英介編．女性医療とメンタ

ルケア．創造出版，東京，p.34-46，2012.

2) American Psychiatric Association: Diagnostic Statistical Manual of Mental Disorders，Fifth Edition; DSM-5. American Psychiatric Press，Washington DC，2013.

3) Frank RT: The hormonal causes of premenstrual tension. Arch Neurol Psychiatry 26: 1053-1057，1931.

4) Greene R，Dalton K: The premenstrual syndrome. Br Med J 9: 1007-1014，1953.

5) 山田和男：性ホルモンと気分障害関連障害．臨床精神医学，27：1105-1112，1998.

6) Takeda T，Tasaka K，Sakata M，Murata Y: Prevalence of premenstrual syndrome and premenstrual dysphoric disorder in Japanese women. Arch Womens Ment Health 9: 209–212，2006.

7) Kitamura M，Takeda T，Koga S，Nagase S，Yaegashi N: Relationship between premenstrual symptoms and dysmenorrhea in Japanese high school students. Arch Womens Ment Health 15:131–133，2012.

8) Baller EB，Wei SM，Kohn PD，Rubinow DR，Alarcon G，Schmidt PJ，Berman KF: Abnormalities of dorsolateral prefrontal function in women with premenstrual dysphoric disorder: a multimodal neuroimaging study. Am J Psychiatry 170: 248-252，2013.

第 2 章

PMDD の診断

PMDD を診断するさいには

DSM-5 の診断基準に基づいて行うのが妥当である

1. DSM-5 の診断基準

　2013（平成25）年5月，米国精神医学会（American Psychiatric Association：APA）は『精神疾患の診断・統計マニュアル第5版（DSM-5）』[1] を公表した。それによると，PMDDは，"抑うつ障害群"のカテゴリーの中の独立した疾患として分類され，本文中に診断基準（表2）が記載されている。それゆえ，今後，PMDDを診断するさいには，DSM-5の診断基準に基づいて行うのが妥当であると考えられる。

　以下に，DSM-5のPMDDの診断基準を紹介する。

　診断基準のAとして，ほとんどの月経周期において，月経開始前最終週に少なくとも5つの症状が認められ，月経開始数日以内に軽快し始め，月経終了後の週には最小限になるか消失することが挙げられている。

　診断基準のBとして，1. 著しい感情の不安定性（例：気分変動；突然悲しくなる，または涙もろくなる，または拒絶に対する敏感さの亢進），2. 著しいいらだたしさ，怒り，または対人関係の摩擦の増加，3. 著しい抑うつ気分，絶望感，または自己批判的思考，4. 著しい不安，緊張，および／または"高ぶっている"とか"いらだっている"という感覚，のうちのいずれか1つ以上の存在が挙げられている。

　診断基準のCとして，1. 通常の活動（例：仕事，学校，友人，趣味）における興味の減退，2. 集中困難の自覚，3. 倦怠感，易疲労性，または気力の著しい欠如，4. 食欲の著しい変化，過食，または特定の食物への渇望，5. 過眠または不眠，6. 圧倒される，または制御不能という感じ，7. 他の身体症状（例：乳房の圧痛または腫脹，関節痛または筋肉痛，"膨らんでいる"感覚，体重増加），のうちのいずれか1つ以上の存在が挙げられている。さらに，上の診断基準Bの症状と合わせて，合計で5つ以上の症状に達していなければならないとしている。

　診断基準のCの後に，"注"として「基準A～Cの症状は，先行する1年間のほとんどの月経周期で満たされていなければならない」という一文

表2　月経前不快気分障害（PMDD）の診断基準（DSM‐5）

A. ほとんどの月経周期において，月経開始前最終週に少なくとも5つの症状が認められ，月経開始数日以内に**軽快**し始め，月経終了後の週には**最小限**になるか消失する．

B. 以下の症状のうち，1つまたはそれ以上が存在する．
   (1) 著しい感情の不安定性（例：気分変動；突然悲しくなる，または涙もろくなる，または拒絶に対する敏感さの亢進）．
   (2) 著しいいらだたしさ，怒り，または対人関係の摩擦の増加．
   (3) 著しい抑うつ気分，絶望感，または自己批判的思考．
   (4) 著しい不安，緊張，および／または"高ぶっている"とか"いらだっている"という感覚．

C. さらに，以下の症状のうち1つ（またはそれ以上）が存在し，基準Bの症状と合わせると，症状は**5つ以上**になる．
   (1) 通常の活動（例：仕事，学校，友人，趣味）における興味の減退．
   (2) 集中困難の自覚．
   (3) 倦怠感，易疲労性，または気力の著しい欠如．
   (4) 食欲の著しい変化，過食，または特定の食物への渇望．
   (5) 過眠または不眠．
   (6) 圧倒される，または制御不能という感じ．
   (7) 他の身体症状，例えば，乳房の圧痛または腫脹，関節痛または筋肉痛，"膨らんでいる"感覚，体重増加．

注：基準A〜Cの症状は，先行する1年間のほとんどの月経周期で満たされていなければならない．

D. 症状は，臨床的に意味のある苦痛をもたらしたり，仕事，学校，通常の社会活動または他者との関係を妨げたりする（例：社会活動の回避；仕事，学校，または家庭における生産性や能率の低下）．

E. この障害は，他の障害，例えばうつ病，パニック症，持続性抑うつ障害（気分変調症），またはパーソナリティ障害の単なる症状の増悪ではない（これらの障害はいずれも併存する可能性はあるが）．

F. 基準Aは，2回以上の症状周期にわたり，前方視的に行われる毎日の評価により確認される（注：診断は，この確認に先立ち，暫定的に下されてもよい）．

G. 症状は，物質（例：乱用薬物，医薬品，その他の治療）や，他の医学的疾患（例：甲状腺機能亢進症）の生理学的作用によるものではない．

が挿入されている。

診断基準のDとして，これらの症状が，臨床的に意味のある苦痛をもたらしたり，仕事，学校，通常の社会活動または他者との関係を妨げたりする（例：社会活動の回避；仕事，学校，または家庭における生産性や能率の低下）ことが挙げられている。

診断基準のEとして，この障害が，うつ病，パニック症，持続性抑うつ障害（気分変調症），パーソナリティ障害などの他の障害の単なる症状の増悪ではない（ただし，併存していてもよい）という条件が挙げられている。

診断基準のFにおいて，基準Aは，2回以上の症状周期にわたり，前方視的に行われる毎日の評価により確認されるべきであるとしている。ただし，PMDDの診断は，この確認に先立ち，暫定的に下されてもよいとしている。

診断基準のGとして，症状は，物質（例：乱用薬物，医薬品，その他の治療）や，他の医学的疾患（例：甲状腺機能亢進症）の生理学的作用によるものではないという条件が挙げられている。

DSM-5では，以上の診断基準A～Gのすべてを満たす場合に，PMDDと診断する。

筆者の経験上，DSM-5のPMDDの診断基準は，実際の患者を診断——実際には，初診の時点では診断基準のFを満たしていないので暫定診断——する上で，たいへん使い勝手がよいという印象をもっている。少なくとも，現時点におけるPMDD診断のスタンダードであると考えてよいであろう。

診断基準Bの4項目にある"著しい"というのが，どの程度の症状をさすのかに関しては，議論のあるところである。しかし，通常は，当該症状によって社会生活——対人関係を含めて——に何らかの支障をきたしているのであれば，"著しい"と判断してよいと思われる。

多くの患者は，月経前の情緒不安定性や易怒性，不安やいらだちを主訴に筆者の外来を受診する。たしかに，これらの症状は対人関係上——夫，

子，上司，同僚などとの間が多い——の問題となりやすい上に，言語化しやすいことから，主訴となりやすいのであろう。しかし，これらの患者を詳しく問診してみると，ほとんどの患者において，うつ病レベルの抑うつ気分や興味の減退を認める。また，易疲労性や気力の欠如を認めることが多い。これらは，「やはりPMDDはうつ病の一種である」と実感できる症状群である。

　過食と過眠は，特徴的な身体症状である——非定型うつ病を彷彿とさせる——。過食は，とくに甘いものや炭水化物への渇望が特徴的である。過眠は，とにかく一日中眠いという訴えが多い。逆に，夜間は不眠（浅眠）となることもある。もう1つの特徴的な身体症状は，"膨らんでいる感覚"である——むくみ（浮腫）を訴える場合もある——。この"膨らんでいる"というのは，非常に的を射た表現のようである。PMDDの患者では，「（月経前に身体が）何だか膨らんだ感じがしませんか？」という筆者の質問に対して，おおむね肯定的な返事——「そうなんです」，「よくわかりましたね」など——を返してくることが多い。

　なお，診断基準によれば，月経前にBとCの11の症状のうちの5つ以上——Bのうちの1つは必須——が存在していることが，PMDDを診断するさいの条件となっている。しかし筆者は，中等症以上のPMDD患者においては，診断基準のBとCに書かれている症状のほとんどが当てはまっているという印象をもっている。

2. DSM-Ⅲ-RやDSM-Ⅳ（DSM-Ⅳ-TR）における扱い

（1）黄体期後期の不機嫌性障害（DSM-Ⅲ-R）

　米国精神医学会の精神疾患の診断・統計マニュアル（DSM）の歴史上，現在のPMDDにあたる——と考えられる——疾患が初めて記載されたのは，DSM-Ⅲ-R（1987年）[2]である。ただし，当時はPMDDではなく，"黄体期後期の不機嫌性障害（late luteal phase dysphoric disorder：

LLPDD）”という診断名であった。

　DSM-Ⅲ-Rでは，DSM-Ⅲ（1980年）に入れるように提案されていた診断として，LLPDDという診断名と診断基準（表3）が，巻末の“付録A”の“提案中の診断カテゴリーで今後の研究を要するもの”として掲載された。LLPDDは，気分障害のカテゴリーには含まれておらず，“特定不能の精神障害”の1つとして分類されていた。DSM-Ⅲ-RのLLPDDの診断基準は，“圧倒される，または制御不能という自覚”という項目がないことを除けば，言い回しなどに若干の相違はあるものの，後述のDSM-Ⅳ[3]（DSM-Ⅳ-TR[4]）のPMDDの研究用基準案とほぼ同じである。

（2）DSM-Ⅳ（DSM-Ⅳ-TR）のPMDDの研究用基準案

　DSM-Ⅳ（1994年）[3]において初めて，PMDDという診断名が登場した。
　DSM-Ⅳでは，PMDDは“気分障害”のカテゴリーの中の“特定不能のうつ病性障害”の1つに分類された。すなわち，うつ病の一種であるという認識となった――DSM-Ⅲ-Rでは“特定不能の精神障害”の1つであったことを考えれば，格段の進歩かもしれない――。また，診断基準にあたる研究用基準案（表4）は，巻末の“付録B”の“今後の研究のための基準案と軸”に掲載された[4]。この研究用基準案は，第4章以降で紹介するさまざまな臨床研究において，標準的な診断基準となっている。その後，2000年に改訂となったDSM-Ⅳ-TR[4]においても，診断名，疾患カテゴリー，研究用基準案などに変更はなかった――付録Bの本文に，新しいエビデンスが加えられたのみであった――。

　すなわち，DSM-Ⅳ（DSM-Ⅳ-TR）におけるPMDDの立ち位置は，――研究用基準案が付録に掲載されていたことからもわかるように――疾病単位としては未確定な要素を多分にもった「うつ病の一種」という程度のものであったと考えられる。

（3）DSM-5の診断基準とDSM-Ⅳ-TRの研究用基準案との比較

　PMDDは，DSM-5（2013年）[1]になって初めて，抑うつ障害群のカテ

28

表3 黄体期後期の不機嫌性障害 (LLPDD) (DSM‐Ⅲ‐R)

A. 過去1年の間の月経周期のほとんどについて，Bにあげた症状が黄体期の最後の週に起こり，卵胞期の開始後2，3日以内に消失した．月経のある女性では，これらの時期は月経開始前の週と開始後2，3日に該当する．（月経のない女性で子宮摘出を受けた者では，黄体期と卵胞期の時期決定には，循環血中性ホルモンの測定が必要であろう．)

B. 症状を有する黄体期後期には，どれにも，下記のうち，少なくとも5つがほとんどの期間存在しており．その症状のうち少なくとも1つは(1)，(2)，(3)，(4)のどれかである．
  (1) 著しい情緒不安定性，例えば，突然，悲しく，涙もろく，いらいらし，怒りっぽく感じる
  (2) 持続的で著明な怒り，またはいらいら
  (3) 著しい不安，緊張，"調子が高い"とか，"いらだっている"という感情
  (4) 著しく抑うつ的な気分，悲観的感情，または自己卑下の観念
  (5) 日常の活動，例えば，仕事，友人，趣味への興味減退
  (6) 易疲労性または著しい気力の喪失
  (7) 集中困難の自覚
  (8) 食欲の著明な変化，過食，または特定の食物への渇望
  (9) 過眠または不眠
  (10) 他の身体症状，例えば，乳房の痛みと腫脹，頭痛，関節または筋肉痛，"膨らんでいる"感覚，体重増加

C. この障害は，仕事または日常の社会的活動や他者との人間関係を深刻に障害している．

D. この障害は，大うつ病，恐慌性障害，気分変調症，または人格障害のような，他の障害の症状の単なる増悪ではない（但し，これらの障害のどれに重なっていてもよい）．

E. 基準A，B，C，Dは，症状のある周期の少なくとも2回について，前向的になされる毎日の自己評定により確認される．（診断は，この確認に先立ち，暫定的に下されてもよい．)

  注：コード番号をつけるには，300.90特定不能の精神障害（黄体期後期の不機嫌性障害）と記すこと．

第2章　PMDDの診断　29

表4　PMDDの研究用基準案（DSM - Ⅳ，DSM - Ⅳ - TR）

A． 過去1年の間の月経周期のほとんどにおいて，以下の症状の5つ（またはそれ以上）が黄体期の最後の週の大半の時間に存在し，卵胞期の開始後2，3日以内に消失し始め，月経後1週間は存在しなかった．(1)，(2)，(3)，または(4)のいずれかの症状が少なくとも1つ存在する．
  (1) 著しい抑うつ気分，絶望感，自己卑下の観念
  (2) 著しい不安，緊張，"緊張が高まっている"とか"いらだっている"という感情
  (3) 著しい情緒不安定性（例：突然，悲しくなるまたは涙もろくなるという感じ，または拒絶に対する敏感さの増大）
  (4) 持続的で著しい怒り，易怒性，または対人関係の摩擦の増加
  (5) 日常の活動に対する興味の減退（例：仕事，学校，友人，趣味）
  (6) 集中困難の自覚
  (7) 倦怠感，易疲労性，または気力の著しい欠如
  (8) 食欲の著明な変化，過食，または特定の食べ物への渇望
  (9) 過眠または不眠
  (10) 圧倒される，または制御不能という自覚
  (11) 他の身体症状，例えば，乳房の圧痛または腫脹，頭痛，関節痛または筋肉痛，"膨らんでいる"感覚，体重増加
  注：月経のある女性では，黄体期は排卵と月経開始の間の時期に対応し，卵胞期は月経とともに始まる．月経のない女性（例：子宮摘出を受けた女性）では，黄体期と卵胞期の時期決定には，循環血中性ホルモンの測定が必要であろう．

B． この障害は，仕事または学校，または通常の社会的活動や他者との対人関係を著しく妨げる（例：社会的活動の回避，仕事または学校での生産性および効率の低下）．

C． この障害は，大うつ病性障害，パニック障害，気分変調性障害，またはパーソナリティ障害のような，他の障害の症状の単なる悪化ではない（ただし，これらの障害のどれに重なってもよい）．

D． 基準A，B，およびCは，症状のある性周期の少なくとも連続2回について，前方視的に行われる毎日の評定により確認される（診断は，この確認に先立ち，暫定的に下されてもよい）．

30

ゴリーに分類され，抑うつ障害群の下位分類の1つとして，独立した疾患として，本文中に診断基準が記載されるようになった。

ところで，DSM-5のPMDDの診断基準（表2）は，DSM-Ⅳ-TR[4]のPMDDの研究用基準案（表4）――以下，"旧基準案"とする――をおおむね踏襲している。ここでは，DSM-5のPMDDの診断基準と旧基準案の双方を比較したい。

DSM-5の診断基準のAとして，ほとんどの月経周期において，月経の開始前の最終週に，5つ以上の症状が存在していることと，これらの症状が，月経の開始後は速やかに改善し始め，月経後の1週間はほぼ無症状であることが挙げられている。DSM-5の診断基準Aは，旧基準案のAの前文の内容とほぼ同じである。相違点としては，旧基準案にあった1年以上という継続期間が，DSM-5の診断基準では"注"に移動していることと，旧基準案にはなかった"must"という助動詞――筆者は「（消失）していなければならない」と訳すべきと考えているが，日本語版では強調されてはいない――が，DSM-5の診断基準では追加となっていることが特徴的である。

DSM-5の診断基準のBとして，1．著しい感情の不安定性（例：気分変動；突然悲しくなる，または涙もろくなる，または拒絶に対する敏感さの亢進），2．著しいいらだたしさ，怒り，または対人関係の摩擦の増加，3．著しい抑うつ気分，絶望感，または自己批判的思考，4．著しい不安，緊張，および／または"高ぶっている"とか"いらだっている"という感覚，のうちのいずれか1つ以上の存在が挙げられている。DSM-5の診断基準Bは，表現に若干の差異は認めるものの，旧基準案のAの（1）～（4）の項目と，ほぼ同じ内容である――ただし，順番は，旧基準案→新基準で，（3）→1，（4）→2，（1）→3，（2）→4と，それぞれ入れ替わっている――。これらの4つの症状は，いずれも旧基準案では必須項目――"(1)，(2)，(3)，または（4）のいずれかの症状が少なくとも1つ存在する"――であった。

DSM-5の診断基準のCとして，1．通常の活動（例：仕事，学校，友人，

趣味）における興味の減退，2．集中困難の自覚，3．倦怠感，易疲労性，または気力の著しい欠如，4．食欲の著しい変化，過食，または特定の食物への渇望，5．過眠または不眠，6．圧倒される，または制御不能という感じ，7．他の身体症状（例：乳房の圧痛または腫脹，関節痛または筋肉痛，"膨らんでいる"感覚，体重増加），のうちのいずれか1つ以上の存在が挙げられている。さらに，上の診断基準Bの症状と合わせて，合計で5つ以上の症状に達していなければならないとしている。DSM-5の診断基準Cは，表現に若干の差異は認めるものの，旧基準案のAの（5）〜（11）の項目と，ほぼ同じ内容である――順番も同じである――。なお，C-7――旧基準案では（11）――の身体症状から，頭痛のみが除外されている。

　DSM-5では，診断基準Bと診断基準Cの症状とを合わせて，合計で5つ以上の症状に達していることが診断の条件となっているが，これは旧基準案とまったく同じである。

　DSM-5では，診断基準のCの後に，"注"として「基準A〜Cの症状は，先行する1年間のほとんどの月経周期で満たされていなければならない」という一文が挿入されている。これは，旧基準案では，Aの前文に書かれていたものである。なお，旧基準案の"注"にあった「月経のある女性では，黄体期は排卵と月経開始の間の時期に対応し，卵胞期は月経とともに始まる。月経のない女性（例：子宮摘出を受けた女性）では，黄体期と卵胞期の時期決定には，循環血中性ホルモンの測定が必要であろう」という部分は，DSM-5の診断基準では削除されている。

　DSM-5の診断基準のDとして，これらの症状が，臨床的に意味のある苦痛をもたらしたり，仕事，学校，通常の社会活動または他者との関係を妨げたりする（例：社会活動の回避；仕事，学校，または家庭における生産性や能率の低下）ことが挙げられている。DSM-5の診断基準Dは，表現に若干の差異は認めるものの，旧基準案のBとほぼ同じ内容である。

　DSM-5の診断基準のEとして，この障害が，うつ病，パニック症，持続性抑うつ障害（気分変調症），パーソナリティ障害などの他の障害の単

なる症状の増悪ではない（ただし，併存していてもよい）という条件が挙げられている。DSM-5の診断基準Eは，気分変調性障害が持続性抑うつ障害（気分変調症）に，パニック障害がパニック症に，それぞれ変わるなど，病名や表現に若干の差異は認めるものの，旧基準案のCとほぼ同じ内容である。

DSM-5の診断基準のFにおいて，基準Aは，2回以上の症状周期にわたり，前方視的に行われる毎日の評価により確認されるべきであるとしている。ただし，PMDDの診断は，この確認に先立ち，暫定的に下されてもよいとしている。これは，旧基準案のDにもほぼ同様の記載がある。

DSM-5の診断基準のGとして，症状は，物質（例：乱用薬物，医薬品，その他の治療）や，他の医学的疾患（例：甲状腺機能亢進症）の生理学的作用によるものではないという条件が挙げられている。この条項は，旧基準案にはなかったものである。

3. ICD-10における扱い

世界保健機関（World Health Organization：WHO）が作成した『疾病および関連保健問題の国際統計分類第10版（ICD-10）』（1992年）の第Ⅴ章「精神および行動の障害」[5]には，PMDDに該当すると思われる疾患名は書かれていない。すなわち，ICD-10では，PMDDの存在そのものが──少なくとも精神疾患としては──認識されていないようである。ただし，"反復性短期うつ病性障害（F38.10）"の鑑別診断の項に，「もし，うつ病エピソードが月経周期に関連してのみ起こるのであれば，その基礎にある原因のための二次コード（N94.8 "女性の生殖期と月経周期に関連した他の特殊な状態"）とともに，"他の特定の気分（感情）障害（F38.8）"を用いるべきである。」という記載がある。しかし，これ──"女性の生殖期と月経周期に関連した他の特殊な状態（N94.8）"と"他の特定の気分（感情）障害（F38.8）"を併記したもの──が，PMDDをさしているのか否かは定かではない。

また，第ⅩⅣ章の「腎尿路生殖器系の疾患」に，"月経前緊張症候群（N94.3）"という疾患名があり，PMSがこれにあたると考えられる。PMDDもここに含まれるのかもしれない。

なお，改訂作業中（平成28年8月現在）のICD-11では，"うつ病性障害"——ICD-10の"気分（感情）障害（F3）"は，ICD-11では"双極性および関連障害"と"うつ病性障害"に分割される予定である——の下位分類として，PMDDが新たに追加される予定である[6]。

文　献

1) American Psychiatric Association: Diagnostic Statistical Manual of Mental Disorders, Fifth Edition; DSM-5. American Psychiatric Press, Washington DC, 2013.

2) American Psychiatric Association: Diagnostic Statistical Manual of Mental Disorders, Third Edition, Revision; DSM-III-R. American Psychiatric Press, Washington DC, 1987.

3) American Psychiatric Association: Diagnostic Statistical Manual of Mental Disorders, Fourth Edition; DSM-IV. American Psychiatric Press, Washington DC, 1994.

4) American Psychiatric Association: Diagnostic Statistical Manual of Mental Disorders, Fourth Edition, Text Revision; DSM-IV-TR. American Psychiatric Press, Washington DC, 2000.

5) World Health Organization: The ICD-10 Classification of Mental and Behavioural Disorders: Clinical Descriptions and Diagnostic Guidelines. World Health Organization（WHO），Geneva，1992.

6) 車地暁生：ICD-11気分障害の動向：双極性障害とうつ病性障害．精神神経学雑誌，115：60-68，2013.

第 3 章

PMDD の鑑別診断

PMDD と鑑別すべき疾患として
PMS や他の精神疾患の月経前の悪化がある

1. PMDDとの鑑別を要する状態（総論）

　PMDDと鑑別すべき疾患として，PMSや他の精神疾患の月経前の悪化がある（図3参照）[1]。DSM-5[2]の本文では，PMDDとの鑑別を要するものとして，PMS，月経困難症，双極性障害，うつ病，持続性抑うつ障害（気分変調症），ホルモン治療の使用を挙げている。

　筆者の経験では，「自分はPMDDではないのか？」と考えてPMDD専門外来の受診を希望する患者――"自称PMDD"患者――のうちの半数強は，PMSのレベルか，月経前の悪化を伴う他の精神疾患――例えば，持続性抑うつ障害，うつ病，双極性障害など――である。PMDDの診断基準を満たす患者は半数弱に過ぎない。単なるPMSの患者に対して，PMDDの患者に対する治療を行うことは，過剰治療になると考えられる。また，他の精神疾患（原疾患）の月経前の悪化をPMDDと誤診することは，原疾患に対する不十分な治療につながりうる。それゆえ，PMDDとこれらの疾患――PMSや他の精神疾患の月経前の悪化――との鑑別が重要となる。

2. 月経前症候群（PMS）

　黄体期のうちの数日――通常は月経前に最も症状が強いことが多い――にわたり，多彩な身体症状や精神症状を呈することがあり，これらの症状群をPMSと称する。PMSの症状は，月経の数日前――一部ではさらに長いこともある――から始まり，月経の開始後まもなく消失するが，次の黄体期にはふたたび同様の症状を呈することが多い。症状には個人差を認めるが，極めて多彩である。PMSの女性は実に多く，生殖可能年齢の女性（月経のある女性）の20～50％にみられるとされているが，軽症の者も含めると，生殖可能年齢の女性の80％におよぶという報告もある[1]。PMSの一症状として抑うつを認めることがあるが，通常は軽症であり，

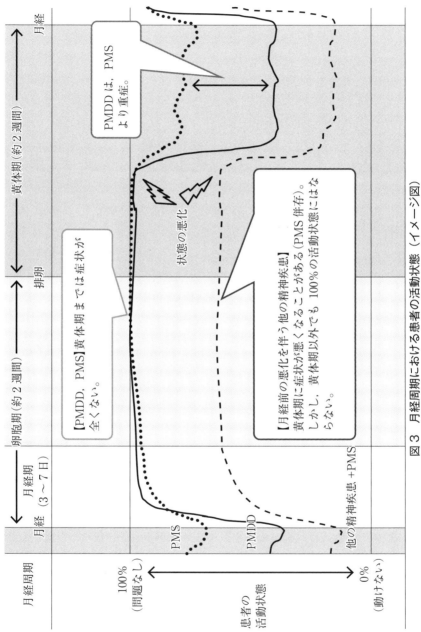

図3 月経周期における患者の活動状態（イメージ図）

特に治療を行わなくとも，日常生活に支障をきたすことは少ない。

（1）PMSの診断とPMDDとの鑑別

　既述のように，PMSは，軽症の者も含めると，生殖可能年齢の女性の80％に認める。それに対してPMDDは，月経時の抑うつがうつ病に匹敵するほどに重症化し，日常生活に支障をきたす疾患である[1]。それゆえ，PMDDとPMSの鑑別診断が重要となる。PMSとPMDDの鑑別は，現在のところ，DSM-5[2]のPMDDの診断基準を満たすか否かによって判断する。しかし，重症のPMSでは，PMDDとの鑑別が困難となることもある。実際の臨床現場においては，月経前の諸症状が「臨床的に意味のある苦痛をもたらしたり，仕事，学校，通常の社会活動または他者との関係を妨げたりする（例：社会活動の回避；仕事，学校，または家庭における生産性や能率の低下）」のか否かによって判断することが多い。すなわち，月経前の抑うつや不安，情緒不安定，過眠などによって，「学校や仕事を休んでしまう」，「勉強や仕事の能率が極端に落ちる」，「他人との口論や人間関係上のトラブルが多くなる」など，日常生活に支障をきたしている場合には，PMSではなく，PMDDである可能性が高いと言えよう。

　筆者が診察してきたPMDDの症例の具体例――むろん他の精神疾患を併存していない場合――として，月経前には，PMDDの諸症状によって，「学校や仕事を休んでしまう」，「勉強や仕事の能率が極端に落ちる」，「家事が全く出来ない」，「子供を虐待してしまう」，「（恋人，夫，子供，友人などに）言葉の暴力をぶつけてしまう」，「他人との口論や人間関係上のトラブルが多くなる」，「職場の上司や同僚との関係が悪化してしまい，職場に居づらくなる」，「夫やパートナーとの喧嘩が増える」などの問題点が発生し，離婚や退職を余儀なくされることもまれではない。

（2）PMSの治療

　PMSの治療は，症状が軽症であれば，治療は行わないことが多い。また，有酸素的運動（エアロビクス），食生活の改善，カルシウムやマグネ

シウム，ビタミンB6などのサプリメントの補給で，改善することも多い。

　しかし，PMSであっても重症の場合には，何らかの治療を行うことが多い。具体的には，選択的セロトニン再取り込み阻害薬（selective serotonin reuptake inhibitor：SSRI）などの抗うつ薬，低用量ピル（経口避妊薬），漢方薬による治療を行う。なお，筆者の経験上，PMSに対する効果の確実性は，SSRI＞低用量ピル＞漢方薬の順である。また，浮腫に対しては利尿薬，頭痛などの疼痛に対しては鎮痛薬というように，PMSの症状に応じた対症療法を行う場合もある。

1）選択的セロトニン再取り込み阻害薬（SSRI）

　PMSであっても，重症の場合や患者の希望が強い場合には，PMDDの治療（次章以降を参照）と同様に，SSRIによる治療を行うことがある。使用するSSRIは，いずれの薬剤でもかまわないが，筆者の経験では，低用量——10mg/日のエスシタロプラム，25～50mg/日のセルトラリン，5～10mg/日のパロキセチン（または12.5mg/日のCR錠）など——であっても十分な効果を示すことが多い。

　PMSに対するSSRIによる治療は，黄体期にのみ服用させる間欠療法や，PMSの症状の出現日にのみ服用させる症状出現日服用療法を行うことが多い。

　ちなみに，SSRIは，"うつ状態"を伴うPMSの患者であれば適応となる——すべてのSSRIが"うつ状態"の適応症をもつ——が，うつ状態を伴わないPMSの患者に対しては適応外使用となる。

2）低用量ピル（経口避妊薬）

　婦人科領域では，PMSの治療に低用量ピル（経口避妊薬）を用いることが多い。

　現在，最も広く用いられているのは，エチニル・エストラジオールとドロスピレノンの配合錠（商品名：ヤーズ®配合錠）（適応外処方）である。しかし，この薬剤の適応症は"月経困難症"のみであり，単なるPMSの

患者に対しては適応外使用となる。35歳以上で1日15本以上の喫煙者や，高血圧，乳がんなどの患者には禁忌である——詳細は，添付文書を参照のこと——。また，安全性の面では，血栓による死亡の報告もされている——平成26年1月17日付で，安全性速報（ブルー・レター）が発出されている——ため，使用にあたっては十分な注意が必要である。

　そのほか，わが国で利用可能な同系統の薬剤〔卵胞および黄体ホルモン配合剤（経口)〕として，メストラノール＋ノルエチステロン，メストラノール＋クロルマジノン酢酸エステル（適応外使用)，エチニル・エストラジオール＋ノルゲストレル（適応外使用)，エチニル・エストラジオール＋ノルエチステロン（適応外使用）がある。また，経口避妊薬として，エチニル・エストラジオール＋ノルエチステロン，エチニル・エストラジオール＋レボノルゲストレル，エチニル・エストラジオール＋デソゲストレルがある。経口避妊薬は，すべてが薬価未収載——保険適用とならない——であり，適応外処方である。

3）その他の対症療法薬

　PMSの症状が単一の場合には，対症療法的に薬物療法を行うことがある。
　例としては，浮腫に対しては利尿薬や漢方薬の防已黄耆湯，頭痛や腰痛などの疼痛に対しては非ステロイド性消炎薬（NSAID）などの鎮痛薬，不安や焦燥感に対してはベンゾジアゼピン系抗不安薬などを，これらの症状が顕著な期間にのみ服用させることがある。

4）漢方薬

　漢方薬を処方するさいには，原則として，漢方医学的な診断・治療法である"証"にしたがって，使用する薬剤——"漢方方剤"という——を選択する。本来であれば，漢方医学の基礎知識（総論）を説明すべきであると思われるのだが，漢方医学の基礎知識を全て説明するには紙幅が足りないという理由で，説明は成書に譲ることとする。漢方医学の総論に関する基礎知識を簡単に知りたい場合には，手前味噌ではあるが，拙著（『実践

漢方医学改訂第2版―精神科医・心療内科医のために―』[3]) をお読みいただきたい。

　漢方薬を用いるさいに最も重要な点は，患者が "実証" であるのか "虚証" であるのかを見極めることである。患者が "実証" であるのか "虚証" であるのか――あるいは実証と虚証の中間の "中間証" であるのか――さえ判断できれば，治療法を大きく間違えることは絶対にない。実証や虚証――"虚実"――は，大まかにいえば患者の体力の強弱を表す。体力のある者を "実証" と称し，体力の比較的ない者を "虚証" と称する――その中間を "中間証" と称する――。実証患者は，体格が良く――筋肉質で固太り――，食欲旺盛で，活動性が高く，筋肉も厚い。それに対して虚証患者は，やせ型――肥満体型であっても，水太りの場合は虚証に含まれることが多い――で，食は細く遅く，活動性も低く，筋肉も薄い。なお，実証向けの漢方方剤の中には「大黄」など強力な作用をもつ生薬を含むものが多いため，どちらか判りかねるときは，虚証としておく方が無難である。実証であるのか虚証であるのかさえ判断できれば，治療法を大きく間違えることはないが，これを誤ると副作用が出現しやすいので注意が必要である。以下の方剤説明では，漢方方剤の各々に，実証向けか，虚証向けか，またはその中間である中間証向けかを付すので，参考にされたい。

　なお，漢方薬といえども医薬品であるので，むろん副作用（有害作用）をきたすことがありうる。副作用は，虚実を無視して漢方方剤を用いた場合や，2つの漢方方剤を合わせて用いた場合に起こりやすい。それゆえ，医療用漢方エキス製剤で治療する場合には，単一の漢方方剤で行う――2つ以上の漢方方剤を合わせない――のが望ましい。

　漢方薬は，経験的には，黄体期にのみ，またはPMSの症状の出現日にのみ服用させても有効である場合がある。しかし，"PMSを引き起こす体質を改善させる" といった目的で，症状の出現の有無にかかわらず，継続して服用させることが望ましいと思われる。

　a）加味逍遙散

PMS 全般に対して，最もよく用いられる漢方薬である。

中間証〜虚証の患者で，不安，イライラ感，不定愁訴——日によって訴えの場所が移動する——などを認める場合に，奏効することが多い。

b）女神散

中間証〜実証の患者で，不安，イライラ感，のぼせ，不定愁訴——日によって訴えの場所が移動しない——などを認める場合に，奏効することが多い。

c）桃核承気湯

PMS の患者では，PMS の症状以外にも，月経異常——不規則月経や月経困難——や，下腹部の膨満感や圧痛，皮膚や粘膜のうっ血などの症状を認めることがある。また，これらの症状以外にも，口乾（喉は渇いているが口の中を湿らせたいだけで水を飲みたがらない），皮膚の荒れ，内出血傾向（とくに強打したわけでもないのに"黒あざ"ができる），痔核，不妊，頭痛，不眠，冷えなどの症状がみられることもある。これらの症状や徴候を認めるものを漢方医学的に"瘀血"とよぶ。PMS の症状に加えて，上記のような瘀血の症状を認める場合には，以下の c）〜 e）で紹介するような"駆瘀血剤"を用いるとよい——ちなみに前出の加味逍遙散と女神散も，広義の駆瘀血剤に分類される——。

桃核承気湯は，瘀血症状を認める実証の患者で，のぼせや便秘を認める場合に，奏効することが多い。

d）桂枝茯苓丸

瘀血症状を認める中間証〜実証の患者で，のぼせを認めるが，便秘は認めない場合に，奏効することが多い。

e）当帰芍薬散

瘀血症状を認める虚証の患者で，冷えや貧血傾向を認める場合に，奏効

することが多い。

f) 抑肝散，抑肝散加陳皮半夏

中間証～虚証の患者で，イライラ感が主症状である場合には，抑肝散が奏効することが多い。より虚証で，慢性化し，胃腸虚弱の場合には，抑肝散加陳皮半夏を用いることが多い。

近年，抑肝散は，認知症の行動・心理症状（behavioral and psychological symptoms of dementia：BPSD）に用いる機会が多いが，元来は小児（乳幼児）の夜泣きやいわゆる"疳の虫"に対して用いていた漢方方剤である。

g) 防已黄耆湯

中間証～虚証で，月経前の主症状が浮腫である場合に，奏効することが多い。

その他のPMSの症状に対して用いる漢方方剤に関しては，拙著（『実践漢方医学改訂第2版―精神科医・心療内科医のために―』[3]）を参照されたい。

なお，加味逍遙散，女神散，桃核承気湯，抑肝散，抑肝散加陳皮半夏，防已黄耆湯には，生薬の「甘草」が含まれている。稀な有害作用ではあるが，これらの甘草を含む漢方方剤を服用することにより，偽アルドステロン症（低カリウム血症）――その結果として，高血圧，浮腫，体重増加，ミオパシーなど――を起こすことがあるので，注意が必要である――定期的な血中カリウム値のモニタリングを行うことが望ましい――。

また，桃核承気湯には，瀉下作用をもつ生薬の「大黄」と「芒硝」が含まれているため，副作用として下痢を起こすことがある。このような場合には，桂枝茯苓丸に変更するとよいことがある。

さらに，防已黄耆湯と抑肝散の重大な副作用として，間質性肺炎が報告されている。

3. 精神疾患の月経前の増悪

　すでに精神疾患に罹患している患者では，月経前には抑うつ症状が悪化することが多い——英米圏では "premenstrual exaggeration（月経前の誇張）" と呼ばれる——。これらは "原疾患名＋PMS" と診断すべき状態である[1]。PMDDとの鑑別点は，**"月経終了後の1週間の間に精神症状を認めるか否か"** にある。月経終了後にも何らかの精神症状を認める場合は，PMDDではなく，精神疾患の月経前の悪化（premenstrual exaggeration）である。

　いずれの精神疾患であっても，生殖可能年齢の女性では，月経前に症状の増悪を認めることが知られている。代表的な精神疾患は，"持続性抑うつ障害（気分変調症）" と "うつ病（DSM-5）／大うつ病性障害" であるが，"双極性障害"，"パニック症／パニック障害"，"統合失調症" なども，月経前には症状が悪化することが多い。また，"境界性パーソナリティ障害" の患者も，月経前には問題行動などが，より出現しやすくなることが多い。

（1）持続性抑うつ障害（気分変調症）

　持続性抑うつ障害（気分変調症）は，程度の軽い抑うつ症状が，2年以上（小児や青年では1年以上）にわたって慢性的に続く疾患である。持続性抑うつ障害の患者では，月経前には抑うつ症状が悪化することにより，PMDDとの鑑別が必要となることがある。生涯有病率が約6％と比較的高い[4]ことや，診断閾値下の患者が多いことが知られていること，PMDDと同様に20歳前後で発病することが多いことなどから，鑑別が重要となる。

　経験的には，「自分はPMDDではないのか？」と考えてPMDD専門外来の受診を希望する "自称PMDD" 患者のうち，PMDDの診断基準を満たす患者，PMDDの診断基準を満たさない程度のPMSレベルの患者に次いで多いのが，持続性抑うつ障害（＋PMS）の患者である。

(2) うつ病，双極性障害

　生殖可能年齢の女性では，月経前にうつ病がさらに増悪することが多い。軽症例では，月経前以外の時期の抑うつ症状が目立たない可能性があることから，鑑別が重要となる。また，双極性障害との鑑別——特に 10 〜 20 歳代の若年者の場合には——も重要である。

　うつ病や双極性障害に対して，すでに精神科専門医による治療を受けている場合には，月経前以外には症状が寛解しており，一見，PMS や PMDD のように見えることがある。一部の患者では，抑うつ症状が月経前にしか残存していないことから，「自分は——うつ病や双極性障害ではなく——本当は PMDD ではないのか？」と考えて——多くの場合，急性期には月経終了後にも精神症状があったことを忘れている—— PMDD 専門外来の受診を希望する患者は思いのほか多い。

　また，PMDD と鑑別すべき疾患概念（診断名）として，反復性短期抑うつ（recurrent brief depression：RBD）がある。RBD は，DSM-5[2) では "抑うつ障害群" の中の "他の特定される抑うつ障害" に分類される。抑うつ気分および 4 つ以上の他のうつ病の症状が同時に，少なくとも月に 1 回，2 〜 13 日の間，連続する 12 カ月以上にわたって存在するものをいうが，抑うつの出現期間が月経周期と関連しないことから，PMDD と鑑別できる。自称 PMDD 患者の中にも，ときおり見かける—— DSM-Ⅳ-TR[4) の巻末の "付録 B" の記載によれば，1 年有病率は 7％ とされるので，診断閾値下の患者が多いのであろう——。

(3) 境界性パーソナリティ障害

　生殖可能年齢の女性の境界性パーソナリティ障害患者においては，月経前にむちゃ食いやリストカットなどの問題行動を起こす頻度が高くなるため，PMDD との鑑別が必要となることがある。PMDD の患者でも，月経前にはむちゃ食いやリストカットなどの問題行動を起こすことがあるが，それ以外の時期には問題行動を起こすことはない。しかし，境界性パーソ

第3章　PMDDの鑑別診断　47

ナリティ障害の患者では，月経前よりは軽症化する可能性はあるものの，月経前以外の時期にも，問題行動を起こすことが多い。

(4) その他の精神疾患

そのほか，パニック症／パニック障害，統合失調症，注意欠如・多動症（AD/HD）なども，月経前には症状が悪化することが多い。筆者の経験では，前述の疾患ほど多くはないものの，自称PMDD患者にときおり見かけることがある。

文　献

1 ）山田和男：月経前不快気分障害．久保田俊郎，松島英介編：女性医療とメンタルケア．創造出版，東京，p34-46，2012.
2 ）American Psychiatric Association: Diagnostic Statistical Manual of Mental Disorders，Fifth Edition; DSM-5. American Psychiatric Press，Washington DC, 2013.
3 ）山田和男，神庭重信：実践漢方医学改訂第2版─精神科医・心療内科医のために─．星和書店，東京，2014.
4 ）American Psychiatric Association: Diagnostic Statistical Manual of Mental Disorders, Fourth Edition, Text Revision; DSM-IV-TR. American Psychiatric Press; Washington DC, 2000.

第4章

PMDD の治療・1
~ PMDD の治療に関するエビデンス~

PMDD に対してエビデンス・レベルが最も高い治療法は

SSRI による薬物治療である

1. PMDDの治療に関するエビデンス

　本章以降は，PMDDの治療——主に薬物療法——について説明していきたい。

　PMDDの治療法のうち，大規模なプラセボ対照のランダム化対照比較試験（randomized controlled trial：RCT）によって有効性を証明している，いわゆる"エビデンス・レベルの高い"報告は，そのほとんどが選択的セロトニン再取り込み阻害薬（selective serotonin reuptake inhibitor：SSRI）に限定されている。特にセルトラリン，fluoxetine，パロキセチンは，複数の大規模プラセボ対照RCTにより，プラセボと比較して有意にPMDDの諸症状を改善させることが知られている。エスシタロプラムも，上記の3剤ほどではないにせよ，PMDDの治療薬としては比較的エビデンス・レベルの高い薬剤といえる。次章以降でも説明するが，SSRIの間欠療法——黄体期のみの服用——は，PMDD治療の第一選択——わが国においても海外においても——となっている。

　その他の比較的エビデンス・レベルの高い治療薬としては，ベンラファキシン，クロミプラミン，低用量ピル（経口避妊薬）——エチニル・エストラジオール＋ドロスピレノン——などが，非薬物療法としては，認知行動療法や光療法などが知られている。

2. 薬剤群ごとのエビデンス

　本項では，PMDDの治療に用いられうる薬剤——非薬物療法も含めて——のエビデンスを，薬剤群——薬効・作用機序などで分類した——ごとに分類して概説する。

（1）選択的セロトニン再取り込み阻害薬（SSRI）

セルトラリン[1]~[4]，fluoxetine（本邦未発売）[5]~[7]，パロキセチン（特

にCR錠）[8)～10)]，エスシタロプラム[11)]が，プラセボと比較して，有意に
PMDDの症状を改善させるという，中～大規模プラセボ対照RCTによる
報告が知られている。フルボキサミン[12)]の有効性に関しては，1つの小
規模（n=12）な症例集積報告しかない。

（2）セロトニン・ノルアドレナリン再取り込み阻害薬（SNRI）

ベンラファキシン[13)]が，プラセボと比較して，有意にPMDDの症状を
改善させるという，中規模のプラセボ対照RCTによる報告が知られてい
る。デュロキセチン[14) 15)]の有効性に関しては，2つの症例集積報告（n=50,
n=20）しかない。ミルナシプラン[16)]の有効性に至っては，1つの症例集
積報告（n=3）にとどまる。

（3）三環系抗うつ薬

三環系抗うつ薬の中で最もセロトニンに選択的であるクロミプラミン
（25～75mg/日）は，プラセボと比較して，PMDDに対して有意に有効
であるという，小規模（n=40，n=29）プラセボ対照RCTによる2つの報
告[17) 18)]が知られている。

三環系抗うつ薬の中で最もノルアドレナリンに選択的である
desipramine（本邦では製造中止）[19)]のPMDDに対する効果に関しては，
プラセボとの間に有意差を認めない——すなわち，desipramineはPMDD
には無効である——という報告が知られている。

ノルトリプチリン[20)]の有効性に関しては，1つの症例集積報告（n=11）
が知られている。他の三環系抗うつ薬——四環系も含めて——に関しては
報告がない。

（4）その他の抗うつ薬

300mg/日のbupropion（本邦未発売）は，PMDDに対して無効であっ
たという，小規模（n=34）のプラセボ対照RCTによる報告がある[21)]。そ
れ以外の抗うつ薬——ミルタザピンなど——のPMDDに対する効果に関

しては，報告がない。

（5）ベンゾジアゼピン系薬剤

アルプラゾラムに関しては，PMDDの諸症状に対して有効であるという報告が2つ[22)][23)]——用量は，いずれも0.75～1.0mg/日——と，無効であるという報告が1つ[24)]——用量は0.25，0.5，0.75mg/日——ある。これらの報告は，すべてプラセボ対照RCTではあるものの，サンプルサイズが小さい（n=17～30）という問題点がある。他のベンゾジアゼピン系薬剤に関しては報告がない。

（6）低用量ピル（経口避妊薬）

低用量ピルのエチニル・エストラジオール（20μg）＋ドロスピレノン（3mg）（適応外使用）——日本での商品名は"ヤーズ®配合錠"——が，プラセボと比較して，有意にPMDDの症状を改善させるという，大規模プラセボ対照RCTによる2つの報告[25)][26)]が知られている。

ただし，低用量ピルはPMDDやPMSに対しては適応外使用——ヤーズ®配合錠の適応症は「月経困難症」のみ——である上に，安全性の面でも血栓症などを起こしうるので，注意が必要である。ヤーズ®配合錠に関しては，わが国でも血栓症による死亡例が出ていることから，2014年（平成26年）1月に安全性速報（ブルー・レター）が発出されている。なお，ヤーズ®配合錠は，血栓性静脈炎，肺塞栓症，脳血管障害，冠動脈疾患またはその既往歴のある患者はむろんのこと，35歳以上で1日15本以上の喫煙者や前兆を伴う片頭痛の患者，高血圧や脂質異常症の患者に対しても禁忌である——その他の禁忌に関しては，添付文書を参照のこと——。

他の低用量ピル（経口避妊薬）に関しては，RCTによる報告がない。

（7）その他の薬剤

12g/日のミオ・イノシトール——本邦ではサプリメントとしてのみ購入が可能——が，PMDDに対して有効であるという報告が1つ[27)]と，無

効であるという報告が1つ[28]ある。いずれの報告もプラセボ対照RCTで
はあるものの，サンプルサイズが小さい（n=36，11）という問題点がある。

　そのほか，プラセボ対照RCTによって，PMDDに対する有効性が報告
されている薬剤としては，L-トリプトファン[29]——本邦ではサプリメン
トとしてのみ購入が可能——とセロトニン受容体拮抗薬のmetergoline
（本邦未発売）[30]がある。ただし，いずれの報告も，サンプルサイズが小
さい（n=71，11）。Fluoxetineを対照薬としたRCTでは，植物製剤（ハ
ーブ）の1つであるVitex agnus castus——本邦ではサプリメントとして
のみ購入が可能——のfluoxetineとの同等性が報告[31]されているが，こ
ちらの報告もサンプルサイズが小さい（n=24）。

　反対に，プラセボ対照RCTによって，PMDDに対して無効であること
が報告されている薬剤として，0.3mg/日のクロニジン（適応外使用）が
ある（n=12）[32]。

　症例集積報告では，さまざまな薬剤がPMDDに対して有効であると報
告されているが，わが国で利用可能な薬剤としては，加味逍遙散（適応外
使用）（n=6，n=30）[33] [34]とレベチラセタム（適応外使用）（n=3）[35]が
ある。

(8) 非薬物療法

　Fluoxetineを対照薬としたRCTの結果によれば，認知行動療法は，
fluoxetineと同等の効果を有していた（n=108）[36]。ただし，認知行動療
法の効果発現時期は，fluoxetineのそれよりも遅かった[36]。

　また，シャム鍼（偽鍼治療）を対照群としたRCTの結果によれば，鍼
灸治療は，PMDDの不安と抑うつに対して有効であった[37]——ただし，
サンプルサイズが小さい（n=30）——。

　光療法の施行が，非施行群と比較して有効であるという報告が2つある
（n=14，n=19）[38] [39]が，メタ解析の結果では無効であるという報告[40]も
知られている。

3. エビデンス・レベルごとにみた分類

　本項では，PMDDの治療に関する報告を，エビデンス・レベル——研究規模，RCTか否か——ごとに分類して概説する。なお，プラセボ対照RCTの研究規模は，便宜上，1）各群100症例以上のものを"大規模"，2）各群50症例以上のものを"中規模"，3）各群50症例未満のものを"小規模"とした。

（1）大規模（各群100症例以上）のプラセボ対照RCTによる報告

　選択的セロトニン再取り込み阻害薬（SSRI）のfluoxetine[5]，パロキセチン[8][9]，セルトラリン[1][2]が，プラセボと比較して，有意にPMDDの症状を改善させるという報告が知られている（表5）。また，低用量ピルのエチニル・エストラジオール（20μg）＋ドロスピレノン（3mg）が，プラセボと比較して，有意にPMDDの症状を改善させるという報告が知られている[25][26]（表5）。

（2）中規模（各群50症例以上）のプラセボ対照RCTによる報告

　SSRIのエスシタロプラム[11]とセロトニン・ノルアドレナリン再取り込み阻害薬（SNRI）のベンラファキシン[13]が，プラセボと比較して，有意にPMDDの症状を改善させるという報告が知られている（表6）。また，表6に挙げた薬剤以外では，SSRIのfluoxetine[6][7]，パロキセチン[10]，セルトラリン[3][4]も，有用であるという報告が知られている。

　三環系抗うつ薬のdesipramineのPMDDに対する効果は，プラセボと有意差がない——すなわち，desipramineはPMDDには無効である——という報告が知られている[19]（表6）。

（3）小規模（各群50症例未満）のプラセボ対照RCTによる報告

　上記1），2）で既に挙げた薬剤に関しては割愛する。

表 5　大規模（各群 100 症例以上）のプラセボ対照 RCT による報告

薬剤名	症例数（1 日用量）	評価項目	結果	報告者（報告年）	文献
SSRI					
Fluoxetine	106（60mg） 102（20mg） 105（プラセボ）	PMTS	20mg, 60mg のいずれもが、プラセボと比較して有意に改善。60mg では、20mg と比較して有意に副作用が多い。	Steiner ら（1995）	5
パロキセチン（CR 錠）	113（25mg） 103（12.5mg） 111（プラセボ）	VAS, CGI	12.5mg, 25mg のいずれもが、プラセボと比較して有意に改善。	Cohen ら（2004）	8
パロキセチン（CR 錠）	119（25mg） 131（12.5mg） 123（プラセボ）	VAS, PMTS	12.5mg, 25mg のいずれもが、プラセボと比較して有意に改善。	Steiner ら（2005）	9
セルトラリン	121（50〜150mg） 122（プラセボ）	CGI, HDRS, DRSP など	セルトラリン投与群では、プラセボと比較して有意に改善。	Yonkers ら（1997）	2
セルトラリン	142（50〜100mg） 139（プラセボ）	CGI, DRSP	セルトラリン投与群では、プラセボと比較して有意に改善。	Halbreich ら（2002）	1
低用量ピル					
エチニル・エストラジオール（20μg）＋ドロスピレノン（3mg）	232（低用量ピル） 218（プラセボ）	DRSP	低用量ピル投与群では、プラセボと比較して有意に改善。	Yonkers ら（2005）	25
エチニル・エストラジオール（20μg）＋ドロスピレノン（3mg）	190（低用量ピル） 194（プラセボ）	DRSP	低用量ピル投与群では、プラセボと比較して有意に改善。	Marr ら（2011）	26

文献 5 以外は、対象はすべて DSM-IV の PMDD の研究用基準案を満たす症例。文献 5 は、対象は DSM-III-R の LLPDD の研究用基準案を満たす症例
CGI, Clinical Global Impression Scale；DRSP, Daily Record of Severity of Problem；HDRS, Hamilton Depression Rating Scale；PMTS, Premenstrual Tension Syndrome Scale；VAS, Visual Analog Scale

表6 中規模（各群50症例以上）のプラセボ対照RCTによる報告（表5で既に挙げた薬剤を除く）

薬剤名	症例数（1日用量）	評価項目	結果	報告者（報告年）	文献
SSRI					
エスシタロプラム	53（20mg） 54（10mg） 51（プラセボ）	VAS, PMTS, SDS など	10mg, 20mgのいずれも、プラセボと比較して有意に改善。	Eriksson ら（2008）	11
SNRI					
ベンラファキシン	77（50−200mg） 80（プラセボ）	DSR, HDRS	ベンラファキシン投与群では、プラセボと比較して有意に改善。	Freeman ら（2001）	13
三環系抗うつ薬					
Desipramine	50（50−150mg） 62（セルトラリン） 55（プラセボ）	DSR, HDRS など	Desipramine 投与群とプラセボ投与群との間に有意差なし。セルトラリン投与群では、desipramine, プラセボと比較して有意に改善。（セルトラリンは150mg／日）	Freeman ら（1999）	19

対象は、すべて DSM−Ⅳ の PMDD の研究用基準案を満たす症例
DSR, Daily Symptom Report：HDRS, Hamilton Depression Rating Scale：PMTS, Premenstrual Tension Syndrome Scale：SDS, Sheehan Disability Scale：VAS, Visual Analog Scale

クロミプラミン（2つの報告）[17][18]，L-トリプトファン[29]，metergoline[30]，光療法（2つの報告）[38][39]——ただし，メタ解析の結果では，光療法は無効であるという報告[40]も知られている——が有効であるという報告がある。

アルプラゾラム[22]〜[24]とミオ・イノシトール[27][28]に関しては，有効であるという報告[22][23][27]と，無効であるという報告[24][28]がある。

Bupropion[21]とクロニジン[32]は，無効であったという報告しかない。

（4）プラセボ以外を対照薬としたRCTによる報告

Fluoxetineを対照薬としたRCTの結果によれば，認知行動療法（n=108）[36]と植物製剤（ハーブ）の1つであるVitex agnus castus（n=24）[31]は，fluoxetineと同等の効果を有していた。

また，シャム鍼（偽鍼治療）を対照群としたRCTの結果によれば，鍼灸治療（n=30）は，PMDDの不安と抑うつに対して有効であった[37]。

（5）症例集積報告（わが国で利用可能な薬剤のみ）

様々な薬剤が報告されているが，わが国で利用可能な薬剤としては，ノルトリプチリン（n=11）[20]，フルボキサミン（n=12）[12]，デュロキセチン（n=50，n=20）[14][15]，ミルナシプラン（n=3）[16]，加味逍遙散（n=6，n=30）[33][34]，レベチラセタム（n=3）[35]などがPMDDに対して有効であったという報告がある。

4．エビデンスからみたPMDDの治療法

以上の結果より，"エビデンス・レベルの高い"PMDDの治療法——複数の大規模プラセボ対照RCTによって有効性が証明されている治療法——として，有効性の面からはSSRIまたはエチニル・エストラジオール＋ドロスピレノン（ヤーズ®配合錠）が挙げられる。しかし，安全性——血栓症による死亡リスク——の問題や，適応症の問題，禁忌の多さなどの

面からは，SSRIの方が，より使用しやすいと考えられる。なお，SSRIのうち，エビデンス・レベルの高い薬剤としては，セルトラリン，fluoxetine，パロキセチン，エスシタロプラムの4剤が挙げられるが，fluoxetineは本邦未発売であるため，わが国の実臨床においては，セルトラリン，パロキセチン，エスシタロプラムのいずれかの使用が推奨されよう。

文 献

1) Halbreich U, Bergeron R, Yonkers KA, Freeman E, Stout AL, Cohen L: Efficacy of intermittent, luteal phase sertraline treatment of premenstrual dysphoric disorder. Obstet Gynecol 100: 1219-1229, 2002.

2) Yonkers KA, Halbreich U, Freeman E, Brown C, Endicott J, Frank E, Parry B, Pearlstein T, Severino S, Stout A, Stone A, Harrison W: Symptomatic improvement of premenstrual dysphoric disorder with sertraline treatment: a randomized controlled trial. JAMA 278: 983-988, 1997.

3) Freeman EW, Rickels K, Sondheimer SJ, Polansky M, Xiao S: Continuous or intermittent dosing with sertraline for patients with severe premenstrual syndrome or premenstrual dysphoric disorder. Am J Psychiatry 161: 343-351, 2004.

4) Yonkers KA, Halbreich U, Freeman E, Brown C, Pearlstein T: Sertraline in the treatment of premenstrual dysphoric disorder. Psychopharmacol Bull 32: 41-46, 1996.

5) Steiner M, Steinberg S, Stewart D, Carter D, Berger C, Reid R, Grover D, Streiner D: Fluoxetine in the treatment of premenstrual dysphoria. N Engl J Med 332: 1529-1534, 1995.

6) Cohen LS, Miner C, Brown EW, Freeman E, Halbreich U, Sundell K, McCray S: Premenstrual daily fluoxetine for premenstrual dysphoric disorder: a placebo-controlled, clinical trial using computerized diaries. Obstet Gynecol 100: 435-444, 2002.

7) Miner C, Brown E, McCray S, Gonzales J, Wohlreich M: Weekly luteal-phase dosing with enteric-coated fluoxetine 90 mg in premenstrual dysphoric

disorder: a randomized, double-blind, placebo-controlled clinical trial. Clin Ther 24: 417-433, 2002.

8) Cohen LS, Soares CN, Yonkers KA, Bellew KM, Bridges IM, Steiner M: Paroxetine controlled release for premenstrual dysphoric disorder: a double-blind, placebo-controlled trial. Psychosom Med 66: 707-713, 2004.

9) Steiner M, Hirschberg AL, Bergeron R, Holland F, Gee MD, Van Erp E: Luteal phase dosing with paroxetine controlled release (CR) in the treatment of premenstrual dysphoric disorder. Am J Obstet Gynecol 193: 352-360, 2005.

10) Landen M, Nissbrandt H, Allgulander C, Sorvik K, Ysander C, Eriksson E: Placebo-controlled trial comparing intermittent and continuous paroxetine in premenstrual dysphoric disorder. Neuropsychopharmacology 32: 153-161, 2007.

11) Eriksson E, Ekman A, Sinclair S, Sorvik K, Ysander C, Mattson UB, Nissbrandt H: Escitalopram administered in the luteal phase exerts a marked and dose-dependent effect in premenstrual dysphoric disorder. J Clin Psychopharmacol 28: 195-202, 2008.

12) Freeman EW, Rickels K, Sondheimer SJ: Fluvoxamine for premenstrual dysphoric disorder: a pilot study. J Clin Psychiatry 57 (Suppl 8): 56-60, 1996.

13) Freeman EW, Rickels K, Yonkers KA, Kunz NR, McPherson M, Upton GV: Venlafaxine in the treatment of premenstrual dysphoric disorder. Obstet Gynecol 98: 737-744, 2001.

14) Mazza M, Harnic D, Catalano V, Janiri L, Bria P: Duloxetine for premenstrual dysphoric disorder: a pilot study.Expert Opin Pharmacother 9: 517-521, 2008.

15) Ramos MG, Hara C, Rocha FL: Duloxetine treatment for women with premenstrual dysphoric disorder: a single-blind trial. Int J Neuropsychopharmacol 12:1081-1088, 2009.

16) Yamada K, Kanba S: Effectiveness of milnacipran for SSRI-intolerant patients with premenstrual dysphoric disorder. J Clin Psychopharmacol 25: 398-399, 2005.

17) Sundblad C, Modigh K, Andersch B, Eriksson E: Clomipramine effectively reduces premenstrual irritability and dysphoria: a placebo-controlled trial. Acta Psychiatr Scand 85: 39-47, 1992.

18) Sundblad C, Hedberg MA, Eriksson E: Clomipramine administered during

the luteal phase reduces the symptoms of premenstrual syndrome: a placebo-controlled trial. Neuropsychopharmacology 9: 133-145, 1993.

19) Freeman EW, Rickels K, Sondheimer SJ, Polansky M: Differential response to antidepressants in women with premenstrual syndrome/premenstrual dysphoric disorder: a randomized controlled trial. Arch Gen Psychiatry 56: 932-939, 1999.

20) Harrison WM, Endicott J, Nee J: Treatment of premenstrual depression with nortriptyline: a pilot study. J Clin Psychiatry 50: 136-139, 1989.

21) Pearlstein TB, Stone AB, Lund SA, Scheft H, Zlotnick C, Brown WA: Comparison of fluoxetine, bupropion, and placebo in the treatment of premenstrual dysphoric disorder. J Clin Psychopharmacol 17: 261-266, 1997.

22) Berger CP, Presser B: Alprazolam in the treatment of two subsamples of patients with late luteal phase dysphoric disorder: a double-blind, placebo-controlled crossover study. Obstet Gynecol 84: 379-385, 1994.

23) Harrison WM, Endicott J, Nee J: Treatment of premenstrual dysphoria with alprazolam: a controlled study. Arch Gen Psychiatry 47: 270-275, 1990.

24) Evans SM, Haney M, Levin FR, Foltin RW, Fischman MW: Mood and performance changes in women with premenstrual dysphoric disorder: acute effects of alprazolam. Neuropsychopharmacology 19: 499-516, 1998.

25) Yonkers KA, Brown C, Pearlstein TB, Foegh M, Sampson-Landers C, Rapkin A: Efficacy of a new low-dose oral contraceptive with drospirenone in premenstrual dysphoric disorder. Obstet Gynecol 106: 492-501, 2005.

26) Marr J, Niknian M, Shulman LP; Lynen R: Premenstrual dysphoric disorder symptom cluster improvement by cycle with the combined oral contraceptive ethinylestradiol 20 mcg plus drospirenone 3 mg administered in a 24/4 regimen. Contraception 84: 81-86, 2011.

27) Gianfranco C, Vittorio U, Silvia B, Francesco D: Myo-inositol in the treatment of premenstrual dysphoric disorder. Hum Psychopharmacol Clin Exp 26: 526-530, 2011.

28) Nemets B, Talesnick B, Belmaker RH, Levine J: Myo-inositol has no beneficial effect on premenstrual dysphoric disorder. World J Biol Psychiatry 3: 147-149, 2002.

29) Steinberg S, Annable L, Young SN, Liyanage N: A placebo-controlled clinical trial of L-tryptophan in premenstrual dysphoria. Biol Psychiatry 45: 313-320, 1999.

30) Roca CA, Schmidt PJ, Smith MJ, Danaceau MA, Murphy DL, Rubinow DR: Effects of metergoline on symptoms in women with premenstrual dysphoric disorder. Am J Psychiatry 159: 1876-1881, 2002.

31) Atmaca M, Kumru S, Tezcan E: Fluoxetine versus Vitex agnus castus extract in the treatment of premenstrual dysphoric disorder. Hum Psychopharmacol Clin Exp 18: 191-195, 2003.

32) Bunevicius R, Hinderliter AL, Light KC, Pedersen CA, Girdler SS: Lack of beneficial effects of clonidine in the treatment of premenstrual dysphoric disorder: results of a double-blind, randomized study. Hum Psychopharmacol Clin Exp 20:33-39, 2005.

33) Yamada K, Kanba S: Herbal medicine (Kami-shoyo-san) in the treatment of premenstrual dysphoric disorder. J Clin Psychopharmacol 22: 442, 2002.

34) Yamada K, Kanba S: Effectiveness of kamishoyosan for premenstrual dysphoric disorder: open-labeled pilot study. Psychiatr Clin Neurosci 61: 323-325, 2007.

35) Kayatekin ZE, Sabo AN, Halbreich U: Levetiracetam for treatment of premenstrual dysphoric disorder: a pilot, open-label study. Arch Womens Ment Health 11:207-211, 2008.

36) Hunter MS, Ussher JM, Browne SJ, Cariss M, Jelley R, Katz M: A randomized comparison of psychological (cognitive behavior therapy), medical (fluoxetine) and combined treatment for women with premenstrual dysphoric disorder. J Psychosom Obstet Gynaecol 23: 193-199, 2002.

37) Carvalho F, Weires K, Ebling M, Padilha MSR, Ferrao YA, Vercelino R: Effects of acupuncture on the symptoms of anxiety and depression caused by premenstrual dysphoric disorder. Acupunct Med 31: 358-363, 2013.

38) Lam RW, Carter D, Misri S, Kuan AJ, Yatham LN, Zis AP: A controlled study of light therapy in women with late luteal phase dysphoric disorder. Psychiatry Res 86: 185-192, 1999.

39) Parry BL, Mahan AM, Mostofi N, Klauber MR, Lew GS, Gillin JC: Light therapy of late luteal phase dysphoric disorder: an extended study. Am J Psychiatry 150: 1417-1419, 1993.

40) Krasnik C, Montori VM, Guyatt GH, Heels-Ansdell D, Busse JW, Medically Unexplained Syndromes Study Group: The effect of bright light therapy on depression associated with premenstrual dysphoric disorder. Am J Obstet Gynecol 193: 658-661, 2005.

第 5 章

PMDD の治療・2
～文献レビューと治療ガイドライン～

PMDD の治療ガイドラインにおいても
SSRI による治療が推奨されている

1. 系統的レビューとメタ解析の結果

　残念ながら，PMDD の治療に関する系統的レビューは，国内では見当たらない。

　国外においては，複数の系統的レビュー[1]~[4] が報告されている。ただし，レビューの元となっている文献は，PMS を含む報告も多く，DSM-Ⅳ または DSM-Ⅳ-TR の PMDD の研究用基準案や DSM-5 の診断基準を満たす症例群のみを対象にした研究結果のみから結果を導いた報告はなかった。これらの系統的レビュー[1]~[4] では治療アルゴリズムの作成を行っているが，すべての治療アルゴリズムにおいて，選択的セロトニン再取り込み阻害薬（SSRI）を第一選択薬としていた――ただし，一部の治療アルゴリズムでは，SSRI 以外の薬剤も第一選択薬として併記しているものがあった――。

　コクラン・レビュー（Cochrane Review）では，PMS と PMDD の両方を対象として扱った報告は 2 本[5][6] あった――いずれもタイトルには PMS しか出ていないが，本文を読むと，PMDD に関するデータも含んでいることがわかる―――が，PMDD のみを対象とした報告はなかった。ちなみに，これらのレビューによれば，SSRI[5] とドロスピレノンを含有する経口避妊薬[6] は，いずれも PMS――PMDD を一部に含む――に対して有効であった。

　メタ解析においても，PMS と PMDD に対して，SSRI の有効性を示す報告[7] がある。2,964 例の PMS または PMDD 患者を対象としたこのメタ解析によれば，SSRI（citalopram，fluoxetine，フルボキサミン，パロキセチン，セルトラリン）は，プラセボと比較して有効であった（オッズ比 0.40，95％信頼区間 0.31-0.51）[7]。

2. PMDD の治療ガイドライン

（1）PMDD の治療ガイドラインの作成

　筆者らは，「平成20-22年度厚生労働省精神・神経疾患研究委託費（20委-1）気分障害の治療システムの開発と検証に関する研究」の分担研究の1つとして，平成23（2011）年，わが国独自の「エビデンスに基づいた月経前不快気分障害（PMDD）の薬物治療ガイドライン」を作成した[8]。その後，PMDD の治療に関するエビデンスとわが国で利用可能な薬剤数の増加をうけ，平成25（2013）年，「エビデンスに基づいた月経前不快気分障害（PMDD）の薬物治療ガイドライン（2013年改訂版)」[9] の作成を行った。

　以下に，「わが国の実情にあったエビデンスに基づいたPMDD の薬物治療ガイドライン（2013年改訂版）」[9] を紹介する。

（2）方法と結果

　方法は，PMDD の薬物治療ガイドラインの作成を目的として，MEDLINE（平成23年8月22日現在）を用いて，"premenstrual dysphoric disorder"，"PMDD"，"late luteal phase dysphoric disorder"，"LLPDD" をキーワードとした検索を行った。その結果，599文献が検索された。これらの599文献より，PMDD の治療に関するプラセボ対照のランダム化対照比較試験（RCT）などのエビデンス・レベルの高い報告の抽出を行った。

　文献検索の結果として得られたデータのうち，ガイドライン作成のさいに根拠としたエビデンス・レベルの高い報告に関しては，前章（第4章）を参照されたい。

　以上の結果をもとに，さらにわが国を代表する5名の専門家の意見を加味した上で，わが国の実情にあったエビデンスに基づいたPMDD の薬物

治療ガイドラインの作成を行った。

（3）治療薬剤別の有効性と安全性の検討

　治療薬剤別に，有効性と安全性の検討を行い，推奨レベルを，以下のA
〜Dに分類した。

　"レベルA"は最も推奨度の高い治療法である。レベルAの治療は，大
規模プラセボ対照RCTや複数の中規模プラセボ対照RCTの結果に裏打
ちされた，有効性の面で質の高いエビデンスをもつもののうち，安全性の
面でもほとんど問題がないと考えられるものである。なお，レベルAで
推奨されている薬剤と作用機序的に同系統の薬剤は"レベルA−"とした。

　"レベルB"は次に推奨度の高い治療法である。レベルBの治療は，中規
模プラセボ対照RCTや複数の小規模のプラセボ対照RCTの結果による
エビデンスがあるもののうち，安全性の面でもほとんど問題がないと考え
られるものである。また，有効性の面ではレベルAだが，安全性に若干
以上の問題があると考えられる薬剤もレベルBとした。なお，レベルB
で推奨されている薬剤と作用機序的に同系統の薬剤は"レベルB−"とし
た。

　"レベルC"は三番目に推奨度の高い治療法である。レベルCの治療は，
小規模のプラセボ対照RCTの結果によるエビデンスがあるもののうち，
安全性の面でもほとんど問題がないと考えられるものである。また，有効
性の面ではレベルBだが，安全性に若干以上の問題があると考えられる
薬剤もレベルCとした。なお，レベルCで推奨されている薬剤と作用機
序的に同系統の薬剤は"レベルC−"とした。

　"レベルD"は最も推奨度の低い治療法であり，レベルC−未満のすべて
の治療法をさす。

（4）各薬剤群の推奨レベル

　Fluoxetine，パロキセチン，セルトラリンなどのSSRIは，有効性の面
で質の高いエビデンスをもち，安全性の面でもほとんど問題はないと考え

られる（レベル A）。エスシタロプラムとフルボキサミンに関しては，それぞれ中規模のプラセボ対照 RCT と症例集積報告による報告しかないものの，作用機序的に他の SSRI と同系統の薬剤であるため，推奨度はレベル A − とした。

　セロトニン・ノルアドレナリン再取り込み阻害薬（SNRI）のベンラファキシンは，有効性の面で 1 つの中規模プラセボ対照 RCT の結果によるエビデンスをもち，安全性の面でもほとんど問題はないと考えられる。それゆえ，推奨度はレベル B であると考えられる。ミルナシプランとデュロキセチンに関しては，症例集積報告による報告しかないものの，作用機序的にベンラファキシンと同系統の SNRI であるため，推奨度はレベル B − とした。

　三環系抗うつ薬の中で最もセロトニンに選択的であるクロミプラミンは，有効性の面で 2 つの小規模プラセボ対照 RCT の結果によるエビデンスをもち，安全性の面でもほとんど問題はないと考えられる（レベル B）。また，最もノルアドレナリンに選択的である desipramine は，無効であるという 1 つの中規模プラセボ対照 RCT の結果より，推奨されない。同様に，ノルアドレナリンへの選択性が高いマプロチリン，アモキサピン，ノルトリプチリンなども，推奨されないと考えられる——ただし，ノルトリプチリンに関しては，有効であるという症例集積報告もある——。

　なお，bupropion は無効であると考えられた。他の抗うつ薬に関しては，データがない。

　ベンゾジアゼピン系薬剤のアルプラゾラムは，有効性の面で 2 つの小規模プラセボ対照 RCT の結果によるエビデンスをもつ。しかし，1 つの小規模プラセボ対照 RCT の結果では無効であったことと，安全性の面で，依存等の若干の問題があると考えられることより，推奨度はレベル C とした。他のベンゾジアゼピン系薬剤に関しては，データがない。

　低用量ピルのエチニル・エストラジオール＋ドロスピレノン（適応外処方）は，有効性の面で 1 つ——ガイドライン作成当時——の大規模プラセボ対照 RCT の結果によるエビデンスをもつ。安全性の面では，血栓症な

どの有害作用を起こしうるといった若干の問題があると考えられることより，推奨度はレベルBであると考えられる。また，わが国で利用可能な同系統の薬剤（経口避妊薬）には，エチニル・エストラジオール＋ノルエチステロン，エチニル・エストラジオール＋レボノルゲストレル，エチニル・エストラジオール＋デソゲストレルがある（レベルB－）。これらの薬剤は，すべてが薬価未収載であり，適応外処方である。

　その他，L-トリプトファンは，有効性の面で1つの小規模プラセボ対照RCTの結果によるエビデンスをもち，安全性の面でもほとんど問題はないと考えられる（レベルC，ただし薬価未収載である）。加味逍遙散は，2つの症例集積報告によるエビデンスしかないため，推奨度はレベルDとした。

　光療法は，有効であるという2つの小規模プラセボ対照RCTの結果があるものの，メタ解析の結果では無効であるという報告もあることより，推奨度は保留とした。

　認知行動療法に関しては，fluoxetineと同等の効果を有していたというRCTの結果はあるものの，効果発現時期が遅かったことより，推奨度は保留とした。

（5）わが国の実情にあったエビデンスに基づいたPMDDの薬物治療ガイドラインの作成

　以上の結果をもとに，わが国の実情にあったエビデンスに基づいたPMDDの薬物治療ガイドラインの作成を行った（表7；一部改変した）。

　第一選択薬は，エビデンスの豊富さと安全性より，SSRIのうちのいずれか一剤とした。推奨度は，セルトラリンとパロキセチンがレベルA，エスシタロプラムとフルボキサミンがレベルA－である。原則として間欠療法——黄体期のみの服用。詳細については次章（第6章）を参照のこと——による治療を行うが，月経が不規則である者や，間欠療法にて効果不十分の場合には，適宜，継続療法を行う——第二選択薬以降も同様である——。セルトラリンの1日用量は，エビデンス[10) 11)]に基づけば50mg/日

表7 わが国の実情にあったエビデンスに基づいた PMDD の薬物治療ガイドライン

第一選択薬：以下の SSRI のうちのいずれか1剤
- セルトラリン　50 ～ 100mg／日[*]（レベル A）
- パロキセチン（CR 錠）　12.5 ～ 50mg／日（通常錠の場合は 10 ～ 40mg／日）（レベル A）
- エスシタロプラム　10 ～ 20mg／日（レベル A －）
- フルボキサミン　50 ～ 150mg／日（レベル A －）

　※　原則として間欠療法（黄体期のみの服用）による治療を行うが，月経が不規則である者や，間欠療法にて効果不十分の場合には，適宜，継続療法を行う（第二選択薬以降も同様）。

　※　24 歳以下の患者では，抗うつ薬の投与により，自殺念慮や自殺企図の危険性が増加するという報告や，SSRI の投与により攻撃性が高まるおそれがあるという報告があるため，これらの患者に SSRI を投与するにあたっては，危険性と有益性を考慮する。

→第一選択薬に効果が認められなかった場合や，有害作用によって服用できなかった場合には，第二選択薬を用いる。

第二選択薬：第一選択薬として選択しなかった SSRI のうちのいずれか1剤
　※　SSRI により，重篤な有害作用を認めた場合に限り，クロミプラミン，ベンラファキシン，デュロキセチン，ミルナシプランのいずれかを選択する。

→第二選択薬に効果が認められなかった場合や，有害作用によって服用できなかった場合には，第三選択薬を用いる。

第三選択薬：第一，二選択薬として選択しなかった SSRI，またはクロミプラミン，またはベンラファキシン，またはデュロキセチン，またはミルナシプラン
- クロミプラミン　25 ～ 75mg／日（レベル B）
- ベンラファキシン　75 ～ 225mg／日（レベル B）
- デュロキセチン　20 ～ 60mg／日（レベル B －）
- ミルナシプラン　50 ～ 100mg／日[*]（レベル B －）

→第三選択薬に効果が認められなかった場合や，有害作用によって服用できなかった場合には，セルトラリン，パロキセチン，エスシタロプラム，フルボキサミン，クロミプラミン，ベンラファキシン，デュロキセチン，ミルナシプランのうち第一～三選択薬で選択しなかった薬剤，低用量ピル(経口避妊薬)（レベル B／B －），アルプラゾラム（レベル C）の中から1剤を選択する。なお，低用量ピル（経口避妊薬）とアルプラゾラムは適応外使用である。また，利用可能であれば，光療法や認知行動療法を考慮してもよい。

[*]軽症例で PMDD の症状が十分にコントロールされている症例に関しては，25mg／日でも可とする。

（文献9を一部改変）

以上が推奨されるが，経験上は25mg/日でも十分に効果的である症例も認められる。それゆえ，軽症例でPMDDの症状が十分にコントロールされている症例に関しては，25mg/日でも可とする。

なお，24歳以下の患者では，抗うつ薬の投与により，自殺念慮や自殺企図の危険性が増加するという報告や，SSRIの投与により攻撃性が高まるおそれがあるという報告があるため，これらの患者にSSRIを投与するにあたっては，危険性と有益性を考慮する。

第一選択薬に効果が認められなかった場合や，有害作用によって服用できなかった場合には，第二選択薬を用いる。

第二選択薬は，第一選択薬として選択しなかったSSRIのうちのいずれか一剤とする。SSRIにより，重篤な有害作用を認めた場合に限り，クロミプラミン，ベンラファキシン，デュロキセチン，ミルナシプランのいずれかを選択する。

第二選択薬に効果が認められなかった場合や，有害作用によって服用できなかった場合には，第三選択薬を用いる。

第三選択薬は，第一，二選択薬として選択しなかったSSRI，またはクロミプラミン，またはベンラファキシン，またはデュロキセチン，またはミルナシプランを選択する。推奨度は，クロミプラミンとベンラファキシンがレベルB，デュロキセチンとミルナシプランがレベルB−である。

第三選択薬に効果が認められなかった場合や，有害作用によって服用できなかった場合には，セルトラリン，パロキセチン，エスシタロプラム，フルボキサミン，クロミプラミン，ベンラファキシン，デュロキセチン，ミルナシプランのうち第一〜三選択薬で選択しなかった薬剤，低用量ピル（経口避妊薬）（レベルB／B−），アルプラゾラム（レベルC）の中から1剤を選択する。なお，低用量ピル（経口避妊薬）とアルプラゾラムは適応外使用である。また，利用可能であれば，光療法や認知行動療法を考慮してもよい。

(6) まとめ

　筆者らは，PMDD の治療に関するエビデンス・レベルの高い報告を中心に，過去に国内外において報告された文献レビューやわが国の現状を加味した上で，わが国の実情に合った，わが国独自の薬物治療ガイドラインの作成を行った。

　このガイドラインによれば，PMDD の第一選択薬としては，パロキセチン，セルトラリン，フルボキサミン，エスシタロプラムのいずれかによる間欠療法——月経が不規則である者や，間欠療法にて効果不十分の場合には，適宜，継続療法を行う——が推奨された。第二選択薬は，第一選択薬として選択しなかった薬剤のうちのいずれか一剤が推奨された。ただし，第一選択薬により，重篤な有害作用を認めた場合に限り，クロミプラミン，ベンラファキシン，デュロキセチン，ミルナシプランのいずれかを選択することとした。

　なお，このガイドラインでは，わが国における適応症を考慮しなかったが，抗うつ薬に関しては適応症が「うつ病，うつ状態」となっているものが多く，PMDD の症状はうつ状態にあたることより，問題がないと考えられた。

文　献

1) Steiner M: Premenstrual syndrome and premenstrual dysphoric disorder: guidelines for management. J Psychiatry Neurosci 25: 459-468, 2000.
2) Grady-Weliky TA: Clinical practice: premenstrual dysphoric disorder. N Engl J Med 348: 433-438, 2003.
3) Johnson SR: Premenstrual syndrome, premenstrual dysphoric disorder, and beyond: a clinical primer for practitioners. Obstet Gynecol 104: 845-859, 2004.
4) Steiner M, Pearlstein T, Cohen LS, Endicott J, Kornstein SG, Roberts C,

Roberts DL, Yonkers K: Expert guidelines for the treatment of severe PMS, PMDD, and comorbidities: the role of SSRIs. J Womens Health 15: 57-69, 2006.

5) Marjoribanks J, Brown J, O'Brien PMS, Wyatt K: Selective serotonin reuptake inhibitors for premenstrual syndrome. Cochrane Database of Systematic Reviews, CD001396, 2013.

6) Lopez LM, Kaptein AA, Helmerhorst FM: Oral contraceptives containing drospirenone for premenstrual syndrome. Cochrane Database of Systematic Reviews, CD006586, 2012.

7) Shah NR, Jones JB, Aperi J, Shemtov R, Karne A, Borenstein J: Selective serotonin reuptake inhibitors for premenstrual syndrome and premenstrual dysphoric disorder: a meta‐analysis. Obstet Gynecol 111: 1175-1182, 2008.

8) 山田和男, 神庭重信：エビデンスに基づいた月経前不快気分障害（PMDD）の薬物治療ガイドライン. 臨床精神医学, 40：217-226, 2011.

9) 山田和男, 神庭重信：エビデンスに基づいた月経前不快気分障害（PMDD）の薬物治療ガイドライン（2013年改訂版）. 神庭重信編：エビデンスレビュー2013 難治性気分障害の治療. アークメディア, 東京, p.130-141, 2013.

10) Halbreich U, Bergeron R, Yonkers KA, Freeman E, Stout AL, Cohen L: Efficacy of intermittent, luteal phase sertraline treatment of premenstrual dysphoric disorder. Obstet Gynecol 100: 1219-1229, 2002.

11) Yonkers KA, Halbreich U, Freeman E, Brown C, Endicott J, Frank E, Parry B, Pearlstein T, Severino S, Stout A, Stone A, Harrison W: Symptomatic improvement of premenstrual dysphoric disorder with sertraline treatment: a randomized controlled trial. JAMA 278: 983-988, 1997.

第6章

PMDDの治療・3

~間欠療法と継続療法~

PMDD の薬物治療において最も特徴的な点は
間欠療法が有効であるということである

1. "間欠療法" という治療法

PMDD の薬物——特に SSRI による——治療において最も特徴的であり，かつ他の抑うつ障害群の治療では決して行わない方法は，"間欠療法"——英語では "intermittent treatment"——であろう。

間欠療法は，黄体期のみに薬剤を服用させる治療法である。間欠療法の薬剤投与開始日は，基礎体温を測定している患者では高温期に入った1日目であるが，基礎体温を測定していない患者では，次の月経開始予定日の14日前としている。間欠療法の投与終了日は，原則として月経開始日であるが，一部に PMDD の症状が月経開始3～4日後まで続く患者もいるため，適宜，延長することもある。すなわち，通常は次の月経開始日の14日前から月経開始日までのみ薬剤（SSRI）を服用し，その他の時期——月経の2日目から，次回の排卵日前日または月経開始予定日の15日前まで——は薬剤をいったん休止するというのが，間欠療法である。

一方，うつ病などの他の抑うつ障害群の疾患の治療と同様に，全月経周期を通して薬剤を服用させる "継続療法"——英語では "continuous treatment"——を行うこともある。前章で紹介した治療ガイドライン[1]においては，「原則として間欠療法による治療を行うが，月経が不規則である者や，間欠療法にて効果不十分の場合には，適宜，継続療法を行う」こととしている。

本章では，PMDD に対する間欠療法の有効性に関するエビデンス，間欠療法と継続療法の比較に関するエビデンス，著者の治療経験などについて紹介していきたい。

2. 治療のエビデンス

PMDD の治療における，間欠療法と継続療法の2つを比較したランダム化対照比較試験（randomized controlled trial：RCT）——多くはプラ

セボ投与群，間欠療法群，継続療法群の3群で比較している——の結果が知られている。

(1) 間欠療法の有効性は，継続療法と同等であるという報告

Fluoxetine[2]，セルトラリン[3)~5)]，パロキセチン[6]による間欠療法と継続療法の比較研究の結果によれば，2群間で有効性に有意な差を認めなかった。

また，セルトラリンの間欠療法を行うことにより，中止後症候群の出現率の有意な増加は認められなかったという報告[5]も知られている。一方で，セルトラリンによる間欠療法は，効果の面では継続療法と同等であるが，認容性の点で継続療法に劣るという報告[7]もある。

(2) 間欠療法の有効性は，継続療法に劣るという報告

パロキセチンによる間欠療法は，PMDDのいらいらや情緒不安定性などの症状に対しては，継続療法と同等の効果を示すが，抑うつ気分や身体症状に関しては，継続療法に劣るという報告[8]がある。

3. 間欠療法と継続療法の使い分け

以上のように，黄体期のみに薬剤を服用させる間欠療法と，全月経周期を通して薬剤を服用させる継続療法とを比較した研究によれば，有効性に有意な差を認めなかったという報告が多い一方で，間欠療法は認容性や有効性の点で継続療法に劣るという報告もある。

筆者の実臨床における経験上も，多くのPMDDの症例において間欠療法が有効である一方で，継続療法を行わなければPMDDの症状がコントロールできない患者も少なからずいる。また，月経が不規則かつ基礎体温を測定していない患者では，次の月経の予測がしにくく，やむを得ず継続療法を行うことがある。さらに，薬剤再開のたびごとに不快な有害作用——多くは悪心・嘔吐や胃部不快感などの消化器症状である——が出現す

る場合にも，継続療法を行った方がよいことがある。

　それゆえ，PMDDの治療法としては，原則として間欠療法を行い，無効例や部分寛解例，不規則月経の患者，薬剤再開のたびごとに不快な有害作用が出現するような認容性が低い症例にのみ，継続療法を行うようにするというのが妥当であろう。

4. 症状出現日服用療法について

　黄体期にのみSSRIを服用する間欠療法が有効であるのならば，PMDDの症状が出現している時期——通常は月経の7〜10日前から症状が始まる——のみ服用しても効果があるのではないかと考える向きもあるかもしれない。PMDDの症状が出現している日にのみSSRIを服用する方法を"症状出現日服用療法"——英語では"symptom-onset treatment"——というが，PMDDに対する症状出現日服用療法と通常の間欠療法を比較した複数のRCTの結果が知られている。

　エスシタロプラム[9]，パロキセチン（CR錠）[10]，fluoxetine（腸溶錠）[11] による症状出現日服用療法と間欠療法の比較研究の結果によれば，症状出現日服用療法の効果は，間欠療法と比較して不確実であり，特にPMDDの重症例では間欠療法よりも有意に効果が劣ることが報告されている。

　以上の結果より，症状出現日服用療法は，月経前症候群（premenstrual syndrome：PMS）の治療法としては有効である可能性はある——経験上も，SSRIの症状出現日服用療法が有効であるPMSの患者は多い——ものの，PMDDに対しては推奨されないと考えられる。筆者も，PMDDの患者に対しては，症状出現日服用療法では効果が不十分であることが多いという印象を持っている。

5. 筆者の治療経験より

　本章の最後に，エビデンスや自らの治療経験を元に，筆者が実際に行っている治療法を紹介したい。

　筆者がPMDD——暫定診断例を含む——の患者の治療をするさいには，原則としてSSRIの間欠療法を行い，無効例や部分寛解例，薬剤再開のたびごとに不快な有害作用が出現するような認容性が低い症例においてのみ，継続療法を行うようにしている。経験上，多くのPMDDの患者においては，SSRIによる間欠療法が奏効する。

　治療開始時には，副作用の少なさなどを考慮して，25〜50mg/日のセルトラリンまたは10mg/日のエスシタロプラムを用いることが多い。服用時刻は，副作用としての眠気が出現しなければ，朝食後の1回のみとしている——眠気が出現した場合には，夕食後の服用としている——。経験上，眠気が問題とならない症例においては，夕食後よりも，朝食後に服用する方が，より有効であるという印象を持っている。無効例や部分寛解例に対しては，セルトラリンであれば100mg/日まで，エスシタロプラムであれば20mg/日まで増量する。効果の判定に要する期間は，1月経周期（黄体期）のみで十分である。ある月経前に無効もしくは効果不十分であった用量のSSRIを次の月経前に用いても，通常は同じ結果に終わることが多いようである。すなわち，最初の月経周期の間欠療法で無効もしくは効果不十分であれば，次の黄体期には用量を増量すべきである。

　最大用量のセルトラリンまたはエスシタロプラムを用いても，無効または部分寛解にしか至らない場合は，継続療法に切り替えたり，12.5〜25mg/日のパロキセチン（CR錠）の間欠療法に切り替えたりする。

　どの程度の効果を認めるまで薬剤を増量すべきかに関しては，議論もあるかとは思うが，「月経前のPMDDの症状が完全寛解するまでは，薬剤を増量すべきである」というのが筆者の見解である。実際にPMDDの治療をしてみればわかることであるが，多くの患者が，低用量のSSRIによる

間欠療法に“反応”する。しかし，経験上，月経前にPMDDの症状を少なからず認める“部分寛解”の状態を続けている患者では，その後の薬物療法の中止によって，早期に再発することが非常に多い——うつ病と同様である——。一方，月経前の症状を完全に抑制できた患者では，間欠療法をさらに1年程度にわたって継続することによって，その後に薬物療法を中止しても，PMDDが再発しないことが多い——詳細に関しては次章を参照のこと——。

　患者にとっては，治療を開始してまもなく，PMDDの症状が月経前症候群（PMS）レベルまで軽減するので，SSRIの増量を躊躇することがある。しかし，ここで増量をやめてしまうと，部分寛解の月経周期が延々と続くことにより，治療の“やめ時”が見つからないといったことが往々にして起こる。そこで筆者は，治療開始時に「PMDDの症状が完璧に抑えられた状態が1年間続くことを，治療目標にしましょう。完璧に抑えられない場合には，クスリを増やしていきます。クスリを増やすことは嫌かもしれませんが，中途半端に治療していると，いつまでもクスリを飲み続けることになり，結局は，より多くのクスリを飲むことになります」と説明している。

　間欠療法の投与開始日は，基礎体温を測定している患者では高温期に入った1日目である。しかし，筆者の経験上，基礎体温を測定している患者は意外と少ないため，通常は，次の月経開始予定日の14日前としている。また，一部に排卵日前後にも抑うつを認める患者——第1章の図1-2または図1-3のパターン（→10〜11ページ）——もいるが，このような場合には，次の月経開始予定日の17日前から開始すると良いようである。

　月経が不順で，かつ基礎体温を測定していない患者では，月経開始予定日の計算が難しいことがある。このような場合は，過去数年間において，最も短かった日数を元に，月経開始予定日を計算すると良い。例えば，月経周期が28日から60日の間という場合には，月経周期を28日として月経開始予定日を計算し，その14日前から服用させると良い。これを，より長い日数で計算する——平均値を取って44日とするなど——と，月経

が28日後に来てしまったさいには，PMDDの症状に苦しむこととなる。それゆえ，服用期間が延びてしまうという欠点はあるものの，症状の出現を完全に抑制する——前述のように，PMDD治療において目指すべき目標である——という観点からは，メリットの方が大きいと考えられる。なお，月経周期が極端に短いこともあるという場合——例えば「2週間で来ることもあれば，2カ月ぐらい来ないこともある」——には，最初から継続療法を行った方が良いであろう。

　薬剤再開のたびごとに不快な有害作用——多くは悪心・嘔吐などの消化器症状——が出現するような認容性が低い症例では，継続療法を行った方が良い場合がある。PMDDの治療に限らず，SSRIの投与初期に消化器系の有害作用が出現することは，うつ病や不安症を治療するさいにも比較的よく経験する。消化器系の有害作用に対しては，通常は数日で消失するので何もしないか，セロトニン系制吐薬のモサプリドなどを一時的に追加投与することが多い。ところが，PMDDの間欠療法を行っていると，薬剤再開のたびごとに消化器系の有害作用が出現する場合がある。通常は，数周期の治療後には消失していることが多いが，一部の患者では，長期にわたって薬剤再開のたびごとに有害作用が出現することがある。このような場合には，他のSSRIによる間欠療法へ変更するという選択肢もあるが，変更した薬剤でも同様の有害作用を起こす可能性が高いために，薬剤は変更せずに継続療法に切り替えるとよい。

　間欠療法の投与終了日は，通常は月経開始日であるが，一部にPMDDの症状が月経開始3〜4日後まで続く患者もいるため，適宜，延長することもある。

　SSRIを中止するさいに，中止後症候群の出現を心配する向きもある。しかし，筆者は，間欠療法による重篤な中止後症候群は——たとえ使用する薬剤がパロキセチンであっても——まったく経験したことがない。中止後症候群は，通常，最低6週間以上の治療後でなければ出現しない[12]とされていることから，2週間程度の間欠療法では出現しないようである。ただし，投与中止翌日または2日後に軽度の不安を訴える症例は，ときお

り見かける——ほとんどの場合，経過観察のみで消失する——。

文　献

1 ）山田和男，神庭重信：エビデンスに基づいた月経前不快気分障害（PMDD）の薬物治療ガイドライン（2013年改訂版）．神庭重信編：エビデンスレビュー2013難治性気分障害の治療．アークメディア，東京，p.130-141，2013.

2 ）Steiner M，Korzekwa M，Lamont J，Wilkins A: Intermittent fluoxetine dosing in the treatment of women with premenstrual dysphoria. Psychopharmacol Bull 33: 771-774, 1997.

3 ）Halbreich U，Smoller JW: Intermittent luteal phase sertraline treatment of dysphoric premenstrual syndrome. J Clin Psychiatry 58: 399-402, 1997.

4 ）Freeman EW，Rickels K，Sondheimer SJ，Polansky M，Xiao S: Continuous or intermittent dosing with sertraline for patients with severe premenstrual syndrome or premenstrual dysphoric disorder. Am J Psychiatry 161 :343-351, 2004.

5 ）Yonkers KA，Pearlstein T，Fayyad R，Gillespie JA: Luteal phase treatment of premenstrual dysphoric disorder improves symptoms that continue into the postmenstrual phase. J Affect Disord 85: 317-321, 2005.

6 ）Wu KY，Liu CY，Hsiao MC: Six-month paroxetine treatment of premenstrual dysphoric disorder: continuous versus intermittent treatment protocols. Psychiatry Clin Neurosci 62: 109-114, 2008.

7 ）Alpay FB，Turhan NO: Intermittent versus continuous sertraline therapy in the treatment of premenstrual dysphoric disorders. Int J Fertil Womens Med 46: 228-231, 2001.

8 ）Landen M，Nissbrandt H，Allgulander C，Sorvik K，Ysander C，Eriksson E: Placebo-controlled trial comparing intermittent and continuous paroxetine in premenstrual dysphoric disorder. Neuropsychopharmacology 32: 153-161, 2007.

9 ）Freeman EW，Sondheimer SJ，Sammel MD，Ferdousi T，Lin H: A preliminary study of luteal phase versus symptom-onset dosing with escitalopram for premenstrual dysphoric disorder. J Clin Psychiatry 66: 769-773, 2005.

10) Yonkers KA, Holthausen GA, Poschman K, Howell HB: Symptom-onset treatment for women with premenstrual dysphoric disorder. J Clin Psychopharmacol 26: 198-202, 2006.

11) Miner C, Brown E, McCray S, Gonzales J, Wohlreich M: Weekly luteal-phase dosing with enteric-coated fluoxetine 90 mg in premenstrual dysphoric disorder: a randomized, double-blind, placebo-controlled clinical trial. Clin Ther 24: 417-433, 2002.

12) 神庭重信監修, 山田和男, 黒木俊秀監訳：カプラン精神科薬物ハンドブック第5版―エビデンスに基づく向精神薬療法―. メディカル・サイエンス・インターナショナル, 東京, 2015.

第7章

PMDD の治療・4

~いつまで治療すべきか?~

PMDDに対する維持療法は
寛解後も約1年間は行うことが望ましい

1．治療期間に関するエビデンス

　前章までに説明したように，PMDD に対しては，SSRI による間欠療法が有効―― 一部の患者には継続療法が必要――である。そこで問題となるのは，PMDD の治療はいつまで続けるべきであるのかということである。

　月経は妊娠中を除けば閉経まで続くので，閉経まで続けなければならないと考えている向きもあるようである――初診の PMDD 患者が最も心配する点である――。しかし，実際には，半年（6 月経周期）から 1 年（12 〜 13 月経周期）程度で治療を終了しても，その後は PMDD の症状に悩まされないですむ症例を経験することが多い――むろん，中止後まもなく PMDD の症状が再発する症例もある――。

　それでは，PMDD の治療はいつまで行うのが妥当であろうか？

　実は，この問いに答えるための質の高いエビデンスは，現在のところほとんど知られていない――筆者が調べた範囲では 1 つの研究のみである――。治療薬としてセルトラリンを用いた研究[1] によれば，12 カ月間の治療の後にプラセボに切り替えた患者群（長期治療群）では，4 カ月間の治療の後にプラセボに切り替えた患者群（短期治療群）と比較して，再発率が有意に低い――短期治療群の再発率が 60％であったのに対して，長期治療群では 41％――という結果であった。この研究の結果から考えれば，PMDD の治療を 4 カ月で終了するよりも，1 年間は継続した方が再発率は低そうである。

　かつて――10 〜 20 年前――，うつ病が寛解した後の維持療法は，どの程度続けることが妥当かという議論があった。現在，多くのうつ病治療ガイドラインでは，初発の場合には，うつ病の寛解後も 6 カ月程度の維持療法を行うことを推奨しているが，この結論に行き着くまでには，維持療法は不要という意見から 18 カ月は行うべきという意見まで，百花繚乱であったように記憶している。うつ病に関しては，多くの臨床研究によって現

在のような結果となった。疾患概念がうつ病よりも新しい PMDD の維持
療法の推奨期間に関しても，今後，同様の研究が行われることを期待した
い。

2. 筆者の治療経験より

　上述のように，現時点では維持療法に関するエビデンスがあまりにも少
ない。そこで，自らの治療経験を元に，筆者が実際に行っている維持療法
を紹介したい。

　まず，維持療法を導入する前に，必ず抑えておきたい条件が1つだけあ
る。それは，──間欠療法による治療であれ，継続療法による治療であれ
──"PMDD が寛解している"状態となってから，維持療法を開始する
ということである。いかなる状態をもって"寛解"とみなすかは議論のあ
るところだが，月経前の精神・身体症状がほぼ消失して，月経後と同様の
生活の質（quality of life：QOL）が維持できているようであれば，寛解
と考えて良いであろう──むろん，月経前に無症状であるというのが理想
であるのは言うまでもないが──。筆者は，「月経前の症状が，治療前に
比べて8～9割方以上良くなった状態になることを，とりあえずの目標と
しましょう」と PMDD 患者さんに話している。

　経験上，PMDD が寛解していない状態で治療を中断すると，──程度
の差こそあれ──月経前の諸症状は再発することが多い。PMDD 患者の
中には，低用量の SSRI の服用によって，月経前の症状が PMS レベルに
軽減することをもって，寛解を認めないにもかかわらず，それ以上の増量
を躊躇してしまう──「この程度の症状なら耐えられるので，クスリは増
やしたくない」──者がいる。しかし，寛解に至らない状態では，長期間
の薬物療法を行ったとしても，治療の中断によって PMDD の症状が再燃
することがほとんどである──これは，うつ病の維持療法を行うさいにも
当てはまることである──。結果として，トータルではより多くの量の薬
剤を服用することになる。そこで筆者は，「月経前の症状が仮に軽くなっ

たとしても，少しでも症状が残っているようなら，次の（月経）周期には
お薬を増やしましょう」と話している。

　寛解したPMDD患者に対しては，約1年間の維持療法を勧めている。
前述のように，薬物療法をどの程度の期間にわたって継続すべきかに関し
ては，いまだ定説がない。しかし，前述のセルトラリンを用いた研究[1]
によれば，12カ月間の維持療法を行った長期治療群では，4カ月間の維持
療法しか行わなかった短期治療群と比較して，再発率が有意に低く，治療
中断——正確には，この研究ではプラセボへの切り替え——による再発率
も4割程度，すなわち6割は再発を認めなかったことから，筆者は1年間
をとりあえずの目安にしている。むろん，1年未満で治療を中断しても再
発しない患者や，2年近く治療していても，中断後に再発する症例は認め
るので，あくまで目安である。

　維持療法を終了させるタイミングは，上述のように，原則として寛解後
1年を過ぎた頃であるが，薬剤の漸減・中止時に何らかのライフイベント
——就職，転職，結婚，転居，進学など——が重なると，PMDDの再発
リスクが高まる。そこで，予定されたライフイベントを控えている場合に
は，ライフイベントの終了後，日常生活が落ち着いた後に維持療法を終結
させると良いであろう。

　維持療法の終結方法として，低用量の抗うつ薬——例えば，セルトラリ
ン25mg/日——による間欠療法を行っている場合には，次の周期から投
薬を完全に中止にしている。高用量の抗うつ薬による間欠療法を行ってい
る場合には，段階的に減量——例えば，セルトラリン100mg/日の間欠療
法をしていた症例であれば，75mg/日の間欠療法を3月経周期ほど行い，
症状の再発を認めないようであれば，その後は3月経周期ごとに25mg/
日ずつ漸減——している。継続療法を行っている場合には，①継続療法に
て，服用量を漸減しながら治療終結に向かう方法と，②まず間欠療法に切
り替えて，問題がないようであれば漸減・中止する方法とがある。また，
①と②を組み合わせることもある。

　維持治療を終結した後に，PMDDが再発した場合には，治療を再開す

べきであろう。筆者は，維持療法の終結後まもなく再発した場合には，さらに1～3年程度の維持療法を行っている。

妊娠中は月経が消失するため，PMDDの治療は中止・終了してもかまわないと考えられる。ただし，分娩後には再びPMDDの症状が出現するので，治療の再開を余儀なくされることも多い。

妊娠中の治療の是非に関する質問を受けることがあるが，そもそも妊娠中は月経がないため，PMDDの症状に悩まされることはない。ゆえに，PMDDの治療は不要というのが回答である——ただし，周産期はうつ病に罹患するリスクが高いので，うつ病の治療が必要となることはありうる——。

PMDDの治療中に妊娠した場合には，妊娠がわかった時点で薬剤を中止するように指導している。月経周期が規則的な患者では，月経が遅れたさいには，妊娠の可能性を疑って治療薬を中止するという選択肢もある。どうしても心配であれば，妊娠の可能性がある患者には，うつ病の治療ガイドライン[2]などで妊娠中も安全性が高いとされている薬剤——セルトラリンなど——を選択すると良いであろう。

分娩後しばらくは月経がない——特に母乳栄養（授乳）をしている場合では，月経の再開が遅れることが多いとされている——ので，PMDDの症状に悩まされないことが多い。しかし，授乳中であっても月経が再開し，PMDDの症状も再発することがある。そのさいに，授乳中は薬物療法をしないという選択肢もあるが，PMDDの症状によって，新生児を虐待するリスクが高まることも懸念される。このような場合には，授乳中であっても安全性が高いとされている薬剤を服用すると良いであろう。ちなみに，WFSBP（生物学的精神医学会世界連合）版単極性うつ病の生物学的治療ガイドライン[2]によれば，選択的セロトニン再取り込み阻害薬（SSRI）と三環系抗うつ薬の多くは，授乳中に服用しても，あまり問題はないようである。

閉経後は，むろん月経そのものが消失するため，PMDDの治療は中止・終了してもかまわないと考えられる。しかし，一部の患者では，閉経後も，

周期的に抑うつ状態を認めることがある——多くは数回で終わる——。閉経前後の女性では時折，排卵はしている——プロゲステロンは分泌されている——が，月経は発来しないことがあるために，このようなことが起こるとされている。

文　献

1 ）Freeman EW，Rickels K，Sammel MD，Lin H，Sondheimer SJ: Time to relapse after short- or long-term treatment of severe premenstrual syndrome with sertraline. Arch Gen Psychiatry 66: 537-544, 2009.
2 ）山田和男訳：WFSBP（生物学的精神医学会世界連合）版単極性うつ病の生物学的治療ガイドライン第Ⅰ部：大うつ病性障害の急性期と継続期の治療 2013年改訂版．星和書店，東京，2014.

第 8 章

PMDD は誰が診るべきか？

PMDD は，精神科医が診るべき精神疾患である

1．DSM-5に取り上げられたということは……

　これまでにも書いてきたように，DSM-5（2013年）[1]においてPMDD
は，"抑うつ障害群"のカテゴリーに分類され，抑うつ障害群の下位診断
名の独立した疾患として，本文中に診断基準が記載されている──DSM-
Ⅳ-TR以前は，付録に掲載されていた──。精神科医であれば誰もが知
るように，DSM-5とは，米国精神医学会が編纂した『精神疾患の診断・
統計マニュアル』の第5版であり，精神科診断におけるスタンダードとも
いうべきものである。それゆえ，精神科医たるもの，DSM-5の中に記載
されている疾患に関しては，知っていなければならない──と私は思う
──。むろん，抑うつ障害群の中でも，重篤気分調節症（disruptive
mood dysregulation disorder：DMDD）などは，児童・思春期の患者を
診る機会の少ない精神科医では，お目にかかる機会はほとんどないかもし
れない。しかし，PMDDは20歳代から40歳代──まれに10歳代も──
の女性に，比較的よくみられる疾患である。「私は男性の精神疾患が専門
で，男性患者しか診ない」という精神科医──おそらくはわが国にはほと
んどいないであろう──を除けば，多くの精神科医が診る機会がある疾患
である（はずである）。

　このような疾患（＝PMDD）が診断できない──治療もできない──
というのは，精神科医の名折れである──と私は思う──。やはり，
DSM-5の中に記載されており，有病率も高い疾患は，精神科医が診断・
治療すべきであろう。これまでにも書いてきたように，PMDDの診断・
治療に関して，特殊な技能やプログラムはいっさい必要がない。精神科医
であるにもかかわらずPMDDの診断・治療ができないと言うのは，自ら
の不勉強を世にさらしているに過ぎない。

　たしかに，かつてはPMSとの混同とも相まって，精神科医が診るべき
か，産婦人科医が診るべきか議論されてきた。産婦人科医の間でも，
PMDDは産婦人科医でも対応できるという意見があることは承知してい

る。患者のスティグマの面では，精神科に行くよりも，産婦人科に行く方が良いという声もある。しかし，筆者は，鑑別診断——重大な鑑別すべき疾患は，ほとんどが精神疾患である——という面から，PMDD は精神科医が診るべき精神疾患であると考えている。

2. 鑑別診断の問題

PMDD（疑い）の患者は，精神科医が診るべきであると考える最大の理由は，鑑別診断の問題である。第3章でも説明したように，PMDD と鑑別すべき疾患として，PMS や他の精神疾患の月経前の悪化がある[2]。

筆者の経験では，「自分は PMDD ではないのか？」と考えて PMDD 専門外来の受診を希望する患者——"自称 PMDD"患者——のうちの半数強は，PMS のレベルか，月経前の悪化を伴う他の精神疾患——例えば，持続性抑うつ障害，うつ病，双極性障害など——である。PMDD の診断基準を満たす患者は半数弱に過ぎない。問題は，これらの患者の治療が，精神医学の非専門家による不適切な方法——前者に対しては過剰治療，後者に対しては不十分な治療——によって行われている点にある。

以下に，筆者の PMDD 専門外来における具体的なデータ[3]を挙げる。

表8は，ある月の初診患者（月経前関連の患者のみ）のうち，紹介状なし，またはかかりつけ医（精神科医，産婦人科医を除く）の紹介状を持参した9症例の内訳である。これらの例は，紹介元が PMS，PMDD のいずれに対しても非専門領域であることから，ほとんどが患者本人の希望で来院したものと考えて差し支えない——紹介状を持参しないと特定療養費を徴収されるため，かかりつけ医などに紹介状を書いてもらった上で来院することが多いため——。いわゆる"自称 PMDD"の患者である。これらの自称 PMDD 患者のうちの半数強にあたる5例は，PMDD の診断基準を満たしていた。しかし，半数弱は，PMS（2例）や月経前の悪化を伴う他の精神疾患の患者（2例）であった。

表9は，同じ月の初診患者のうち，精神科医からの紹介状を持参した4

第8章　PMDDは誰が診るべきか？　97

表8　ある月の初診患者（月経前関連の患者のみ）の内訳・1
　　　〈紹介状なし、またはかかりつけ医（精神科医、産婦人科医を除く）の紹介
　　　　状を持参した例〉

症例	年齢	主訴または紹介状の病名	実際の診断
1	28	PMDD？	PMS
2	29	PMDD？	PMS
3	20	PMDD？	PMDD
4	24	PMDD？	PMDD
5	29	PMDD？	PMDD
6	31	PMS または PMDD？	PMDD
7	37	PMDD？（紹介状：月経困難症）	PMDD
8	26	PMDD？	持続性抑うつ障害＋PMS
9	32	PMDD？（他院でうつ病と診断）	うつ病＋PMS

略称：PMDD＝月経前不快気分障害，PMS＝月経前症候群　　　　　　（文献3より）

表9　ある月の初診患者（月経前関連の患者のみ）の内訳・2
　　　〈精神科医からの紹介状を持参した例〉

症例	年齢	紹介状の病名	治療薬	希望*	実際の診断
10	24	うつ病	エスシタロプラム	○	うつ病＋PMS
11	26	気分変調症	セルトラリン	○	持続性抑うつ障害＋PMS
12	43	気分循環症	バルプロ酸ほか	○	気分循環性障害＋PMS
13	43	双極Ⅰ型障害	炭酸リチウムほか	○	双極Ⅰ型障害＋PMS

＊患者本人からの希望による紹介　　　　　　　　　　　　　　　　（文献3より）
略称：PMS＝月経前症候群

　症例の内訳である。これらの症例は，全例が患者希望によるもの——「本
当は，自分はPMDDではないのか？」と考えての受診——であったが，
紹介元の精神科医の診断の通り，単なるPMDDの症例は1例もなく，す
べてが何らかの精神疾患とPMSの併存であった。また，治療に関しても
誤りはないと考えられた。
　一方，表10は，同じ月の初診患者のうち，産婦人科医からの紹介状を
持参した4症例の内訳である。症例16は，患者本人が筆者の専門外来の
受診を希望して，かかりつけの産婦人科医に紹介状を発行してもらって来

表10　ある月の初診患者（月経前関連の患者のみ）の内訳・3
　　　　〈産婦人科医からの紹介状を持参した例〉

症例	年齢	紹介状の病名	治療薬	希望*	実際の診断
14	28	PMS	セルトラリン（間欠療法）	－	うつ病 ＋ PMS
15	29	PMS	Ｅ－Ｄ	－	双極Ⅱ型障害 ＋ PMS
16	38	PMS	－	○	PMDD
17	43	PMDD	Ｅ－Ｄ（現在は－）	－	PMS

＊患者本人からの希望による紹介　　　　　　　　　　　　　　　（文献3より）
略称：PMS＝月経前症候群、PMDD＝月経前不快気分障害、Ｅ－Ｄ＝エチニル・エストラジオールとドロスピレノンの合剤

院したことから，受診の経緯は表8の9症例に近い。産婦人科医からの紹介患者のうち，PMSと診断されていた3症例は，実際には，月経前の悪化を伴う他の精神疾患（2例）またはPMDD（1例）の患者であった。また，産婦人科医にPMDDと診断されていた症例は，実際にはPMSのレベルの患者であった。すなわち，全例が誤診であった。治療に関しても，うつ病に対してセルトラリンの間欠療法しか行っていなかったり（症例14），双極Ⅱ型障害に対してホルモン——エチニル・エストラジオールとドロスピレノンの合剤——療法しか行っていなかったり（症例15）といった，不十分もしくは不適切な治療がなされていた。さらに，PMSのレベルであったと診断された症例（症例17）に対しても，ホルモン療法が施行されていた。

　例数は少ないものの，精神科医からの紹介患者は，精神疾患とPMSの併存患者においては，正しい診断と治療が行われていた——しかし，併存疾患のないPMSとPMDDの鑑別が正確にできるか否かに関しては不明である——。それに対して，産婦人科医からの紹介患者の多くは，月経前の悪化を伴う他の精神疾患の患者であり，誤診や誤った治療をされている症例が多かった。

　それゆえ，鑑別診断——特に，月経前の悪化を伴う他の精神疾患との鑑別——の面からは，数多の精神疾患患者を診察してきた精神科医の経験が，どうしても必要なのである。

3. PMDDは，やはり精神科医が診るべき疾患である

　本章の最後に，PMDDの診断と治療に関する筆者の主張を書きたい。PMDDの診断と治療は，精神疾患や精神症状の評価に関する経験が豊富な精神科医――むろん，PMDD患者の診断・治療経験が豊富である者に限る――が行うべきであると考えている。上述のように，PMDDと月経前の悪化を伴う他の精神疾患との鑑別診断は，経験を積んだ精神科医にしかできない。また，PMDDの主要な治療薬であるSSRIの使用経験も豊富である――間欠療法の経験は少ないかもしれないが――。何よりPMDDは，DSM-5の中に記載されている精神疾患である。精神科医以外の誰が，診断・治療すると言うのであろうか？

　ただし，精神科医がPMDDの患者を適切に診断し，適切に治療するためには，PMDDに関する正しい知識が必要である。そのためには，精神科医は，PMDDに関する正しくかつ最新の知識を，しっかりと勉強しなければなるまい。本書の冒頭（第0章）に記したような，「PMDDなど診たことがない」と公言したり，PMDDをPMSと混同していたり，SSRIの間欠療法について知らなかったりする精神科医では困るのである。国外に目を向ければ，PMDDは，精神科医にとってはありふれた疾患という認識が，既にされているようである。米国では，既に複数の薬剤が，PMDDの適応症を取得している。

　PMDDと，PMSや月経前の悪化を伴う他の精神疾患との鑑別能力は，さまざまな精神疾患を見慣れている分だけ，産婦人科医よりも精神科医の方が一日の長があるようである。筆者の経験では，PMDDと他疾患との鑑別能力を上げる最良の方法は，より多くの双方の患者を診ることに尽きる。今後，マス・メディアの影響などにより，"自称PMDD"の患者が精神科医を受診する機会が増えれば，PMDDの診断能力も向上する可能性が期待できよう。

文　献

1 ）American Psychiatric Association: Diagnostic Statistical Manual of Mental Disorders，Fifth Edition; DSM-5. Washington DC: American Psychiatric Press; 2013.
2 ）山田和男：月経前不快気分障害．久保田俊郎，松島英介編：女性医療とメンタルケア．創造出版，東京，p.34-46，2012.
3 ）山田和男：月経前不快気分障害．精神神経学雑誌，117：292-298，2015.

あとがき

　以上，PMDDに関する基礎知識——歴史，疫学，原因（仮説）など——，PMDDの診断，PMDDの鑑別診断，PMDDの治療，「PMDDは誰が診るべきか？」などについて説明してきた。ここまでお読みいただいた読者諸氏に感謝したい。

　最後に，筆者がときおり耳にする「PMDDは，病気喧伝（Disease Mongering）ではないのか？」という意見について言及したい。

　PMDDの疾患概念は比較的新しい——昔はなかった——ことから，このような説を唱える者が出てきてもおかしくはないであろう。米国においても，「PMDDは，製薬会社が"Prozac®"を"Sarafem®（第0章を参照）"——いずれも成分はfluoxetineである——と名前を変えて売り出すための病気喧伝」であるという説が唱えられたこともあったようである。

　この説——PMDDが病気喧伝である——に対する筆者の回答は，「現実を見てみろ！」である。

　本文中にも書いたが，筆者が診てきたPMDDの症例の多くは，むろん月経前限定ではあるが，PMDDの諸症状によって，「学校や仕事を休んでしまう」，「勉強や仕事の能率が極端に落ちる」，「家事が全く出来ない」，「子供を虐待してしまう」，「（恋人，夫，子供，友人などに）言葉の暴力をぶつけてしまう」，「他人との口論や人間関係上のトラブルが多くなる」，「職場の上司や同僚との関係が悪化してしまい，職場に居づらくなる」，「夫やパートナーとの喧嘩が増える」など，本人ならびに対人関係上の問題点が発生し，非常に生活の質（Quality of Life：QOL）の低い生活を送っていた。現実問題として，月経前の症状による出来事が元で，離婚や退職を余儀なくされた女性も，何例も診てきた。「PMDDが病気喧伝」などと言える精神科医がいたとしたら，"PMDDの患者を診たこと（診断したこと）がない"か，"人間として問題がある"かのいずれかであろう——前者であることを願いたい——。

残念ながら，現時点のわが国においてPMDDは，過剰診断——PMS
レベルの患者をPMDDであると誤診する——と過少診断——PMDDの患
者をPMSであると誤診する——が混在している状態にある。前者に対し
て行う過剰治療は，病気喧伝と言われても仕方がないと思うが，それは
PMSをPMDDと誤診するという診断技術のつたなさ故に起こったことで
あり，PMDDそのものが病気喧伝というのは当たらない。そして，
PMDDに対しては，SSRIによる薬物療法（第4〜7章を参照）を行うべ
きであろう。筆者の経験では，PMDDの患者の多くは，SSRIの間欠療法
を行うことにより，PMDDの諸症状（苦痛）の緩和のみならず，全般的
なQOLの改善を認めている。

　本書が，PMDDに関する知識を身につけ，今後はPMDDを適切に診
断・治療しようと考える精神科医の一助となれば幸甚である。

著者略歴

山田和男（やまだ かずお）
1967 年　東京都生まれ
1991 年　慶應義塾大学医学部卒業
1991 年　慶應義塾大学医学部精神神経科学教室
1992 年　慈雲堂内科病院精神科（副医長）
1995 年　慶應義塾大学病院漢方クリニック助手
2002 年　慶應義塾大学医学部東洋医学講座講師
2003 年　山梨大学医学部精神神経医学・臨床倫理学講座講師
2005 年　東京女子医科大学東医療センター精神科講師
2007 年　同准教授
2011 年　同教授
2017 年　東北医科薬科大学病院精神科病院教授

医学博士，精神保健指定医，WFSBP 双極性障害治療ガイドライン特別委員会
委員，WFSBP 単極性うつ病治療ガイドライン特別委員会委員

著訳書：『実践 漢方医学〈改訂第 2 版〉—精神科医・心療内科医のために』（星
和書店，2014），『WFSBP（生物学的精神医学会世界連合）版　双極性障害の
生物学的治療ガイドライン：双極性うつ病急性期の治療』（星和書店，2013），
『WFSBP 版　双極性障害の生物学的治療ガイドライン：躁病急性期の治療』
（星和書店，2012），『WFSBP 版　単極性うつ病性障害の生物学的治療ガイド
ライン』（星和書店，2003），その他 PMDD に関する著書（一般向け・専門家
向け），論文，総説など多数。

月経前不快気分障害（PMDD）
エビデンスとエクスペリエンス

2017 年 3 月 7 日　初版第 1 刷発行
2023 年 7 月 12 日　初版第 3 刷発行

著　　者　山 田 和 男
発 行 者　石 澤 雄 司
発 行 所　㍿ 星 和 書 店
　　　　　〒 168-0074　東京都杉並区上高井戸 1-2-5
　　　　　電話　03（3329）0031（営業部）／03（3329）0033（編集部）
　　　　　FAX　03（5374）7186（営業部）／03（5374）7185（編集部）
　　　　　http://www.seiwa-pb.co.jp

©2017　山田和男／星和書店　Printed in Japan　ISBN978-4-7911-0948-7

・ 本書に掲載する著作物の複製権・翻訳権・上映権・譲渡権・公衆送信権（送信可能
　化権を含む）は㈱星和書店が保有します。
・ JCOPY 〈（社）出版者著作権管理機構 委託出版物〉
　本書の無断複製は著作権法上での例外を除き禁じられています。複製される場合は,
　そのつど事前に（社）出版者著作権管理機構（電話 03-5244-5088,
　FAX 03-5244-5089, e-mail：info@jcopy.or.jp）の許諾を得てください。

実践　漢方医学〈改訂第2版〉

精神科医・心療内科医のために

山田和男、神庭重信 著
四六判　244p　定価：本体 2,500円＋税

双極性障害の生物学的治療ガイドライン：躁病急性期の治療

H.Grunze, E.Vieta, G.M.Goodwin, C.Bowden, R.W. Licht, H.J.Moller,
S.Kasper & WFSBP Task Force on Treatment Guidelines for Bipolar Disorders 著
山田和男（東京女子医科大学 東医療センター 精神科 教授）訳

B5判　80p　定価：本体 1,600円＋税

双極性障害の生物学的治療ガイドライン：双極性うつ病急性期の治療

H.Grunze, E.Vieta, G.M.Goodwin
C.Bowden, R.W. Licht, H.J.Moller, S.Kasper
WFSBP Task Force on Treatment Guidelines for Bipolar Disorders 著
山田和男（東京女子医科大学 東医療センター 精神科 教授）訳

B5判　72p　定価：本体 1,600円＋税

単極性うつ病の生物学的治療ガイドライン 第Ⅰ部：大うつ病性障害の急性期と継続期の治療 2013年改訂版

M.Bauer, A.Pfennig, E.Severus
P.C.Whybrow, J. Angst, H.J.Möller
on behalf of the Task Force on Unipolar Depressive Disorders 著
山田和男（東京女子医科大学 東医療センター 精神科 教授）訳

B5判　128p　定価：本体 2,000円＋税

発行：星和書店　http://www.seiwa-pb.co.jp